「コロナパニック うつ病」に克《か》っ!

精神科医　浅川雅晴

ロング新書

まえがき

二〇二一年の秋から冬にかけて、今までとは違う新時代の幕があけられるだろう‼

大企業が、今まで社会で君臨してきたが、新型コロナの影響で大損失を出してきている。

大企業は「どこへ向かって舵とりをしていくのか？」

そこで働く人たちも「これからどうなってしまうのか？」

これからの新時代は、個人、個人が光り輝く時代に塗り変えられるはずである。

個人、個人が光を浴びたビジネスを成功させる。
そこから次へと子会社を増やしていく。

いち早く新しい波に乗ったビジネスを生み出した事業家によって、新時代の幕が上がっていくと考えられる。

スマートフォンを初めて手に握りしめた日から、あなたは「何を考えて、何を生み出したか⁉」

指先ひとつで、検索できる現代社会に、どっぷりつかることで、「面倒臭い病」になっていないだろうか⁉

今、「自分に何ができるのか？」と問われている。
コロナの影響が長引くことで、日々、日本経済が落ち込んでいる。

経済の落ち込みの立て直しに、五年～七年はかかると推測される。その中で生き残りをかけた戦いが始まる。そこで、今必要になるのは、「自分に何ができるのか？」を問い直すことだろう。

冷え込んだ経済の波が、刻一刻と迫ってきている。そのことに、いち早く気がついた人たちが助かる。

不況の波が押し寄せることに対して、危機感もなく他人事のようにとらえている。「まぁ～何とかなるさ」と思っているが、今回はそうはいかない。もうすぐ、そばにまで来ているのは、今まで味わったことのない大不況の波である。

人が金策に走り回る、ということは精神的な苦痛と肉体的疲労となる。

そして誰もが「コロナパニックうつ病」に苦しむようになるだろう。

ワクチン接種が進むと不況は終わると考えている人が多いだろうが、そうはいかない！

二〇二二年一月、新型コロナウイルス変異株に強いワクチンが作られる。

そこから接種が進むが、経済の冷え込みはすぐには解決できない。

大不況を何としてでも乗り切らなくてはならない。

個人、個人のできる力を寄せ集めて……大きな力にしなければ生き残っていかれない。

経済の冷え込みは、金策に走り回って疲れた人たちを「コロナパニックうつ病」にさせてしまう。

普通のうつ病とは異なり、「コロナパニックうつ病」は、疲れた人たちに数倍も強いストレスを与えてしまう。

そして、短期間に、紛《まぎ》れもなく自殺に追いやられてしまう、と考えて欲しい。怖い「うつ病」である。日常で今まで前例がない、強いストレスが待っている。

秋から冬にかけて、警告を鳴らすことで、一人でも多くの人が助かることを願って書かせて頂いた。

浅川　雅晴

もくじ

2章 テレワークうつ病を克服する法

3章　子供を「心の病」から守るには

4章 社会人を襲う「コロナパニックうつ病」

5章　新しい時代をこうして生き抜こう！

1章
誰もが「うつ病」になりうる怖ろしい時代

初期症状に早く気付くこと

二〇二一年七月、ワクチン接種がどんどん進んできた。七月下旬には東京オリンピックも開催された。

その後「どうなるんだろう！」と誰もが思う。

結論が見えてこない時間の中で、戸惑いが、うつ気分を抱えてしまう。

誰もが、うつ病になる時代に入って来た。

約一年八カ月前まで「コロナで次々と店や会社が倒産に追い込まれる」とは思っていなかった。

そして今、ハローワークは就職先を探している人たちであふれかえっている。

半年も、仕事探しをするが仕事が決まらない‼

失業保険が切れ、家賃を払うことができなくなる。

その心配が、仕事探しをしている間、ついて回る。

焦《あせ》る気持ちと不安でいっぱいになる。

夜、寝つけなくなる。

そうして、もう「コロナうつ病」に入っている。

しかし、「何としてでもお金を稼ぐことに必死になって」いて、自分がコロナうつ病になっていることを知らないでいる。

こんな人たちがどれだけ大勢いることか。


コロナうつ病を放置しながら、何とか働く所が見つかったとする。

ほっとした途端、新しい職場で、同僚そして上司に気を使い、新しい仕事に馴れようと努力することが始まる。そのストレスが同時にのしかかってくる。


新しい仕事が決まり、一週間か、一〇日目、朝起きることができないという症状を出してくる。


重なる遅刻で上司に叱られる。

まさか！　上司に対して「朝、起きられなかった」とは言えない。

「本当は、起きられなかったと言いたいが、我慢するしかない」

言いたいことを我慢しなければ、ストレスは溜まらない。

しかし入社したばかりなので謝るしかない。

もしも朝、起きられないという症状ではなく、「腹痛、胃痛、頭痛であれば
……」診断書の提出ということもできる。

だが、「起きられなかった」では診断書提出ができない。

というかたちでコロナうつ病の初期症状が表れる。

「朝起きられない」

「出勤しようとするが、服が着られない」

こうした初期症状は、本人も心の病だとは気がつかない。

診断書を提出できる精神科、心療内科へ行くことを思いつかないのである。

一人で悩み苦しむことで「心の病」になる

僕だって経験したことがある。

医学生の時、夜勤になると、真夜中に病院の廊下を一人で歩いて見回らなければならないが、それが怖い。なんとか怖さを取り除きたかった。「アルバイトを雇って、廊下を歩く時に、ついてきてくれる人を考えていた」大学病院で、そんなことをしたら退学になるかもしれない。きっと退学になると思った。

夜勤が近づくと、朝起きられなかったり、服を着ようとするが、頑張っても、ズボンに足が入らない。足が上がらない。

まさか教授に、服が着られないという症状が出たとは言えなくて、すごく苦しんだことがあった。授業が進むにつれて、メンタルの病気でストレスから色々な症状が出ることを学んだ。

それをまだ知らない時は、一人で苦しんでしまい、もう大学を辞《や》めようかと密かに思っていた。


メンタルの病気を知らないと、一人で苦しんで、自殺まで追いこまれるのだ、と伝えたい。

どんなに、できる人でも、人間である限り、苦手なことはある。言葉に出して言うか、言わないか？　の差だけである。

苦手なことと人生で、はちあわせする。誰だって悩んだり苦しんだりする。

そのことが長く続くと、人は「心の病」になる。

今、世の中はコロナウイルスが蔓延《まんえん》してから、生活様式が変わってしまった。カラオケ店も、夕食するレストランも行ける場所が少なくなった。仲良しの人と会話して笑うことが少なくなった。楽しいことが少なくなった気がする。

一人で楽しめば良いというが、一人では話ができない。

人が人と話をして、笑わなくなると、将来の夢が描けなくなる。

人は人と話をして笑う。「今度、旅行に行こうね！」と約束ができる。

「何を着て行こうか？」

「おこづかいを貯めなくては」

「英会話が少しできた方が楽しいよね」

などと、将来に向かう夢の目的がはっきりする。

少々辛い仕事でも、頑張れる。不思議な力が沸き上がってくるのが、人と人のつながりである。

楽しい旅行を想像すると、脳からドーパミンの分泌が増して、血液中に混じり、気分が「うきうき」してくる。ヤル気が出る。

すると、自律神経が活発に働き、「ゆううつ気分や肩凝りや足の浮腫《むくみ》」を取り除いてくれる。

楽しい会話をする。笑う。そんな時間を過ごすことで、将来の目標や夢を描けるようになる。調子の悪い体が改善されていく。

コロナウイルス問題が発生して、一年八カ月が過ぎる今、自由に人と会えなくなった。

マスクを外すと、顔の下のほうにタルミが出てきているのに気づく。

会話をして笑う日常が多いと、ホホの筋肉に張りが出る。

帰宅したら、ホホを上げられるような努力をすると良い。

テレビを見ながら、一人で大笑いをすることで顔の筋肉に張りが戻ってくる。

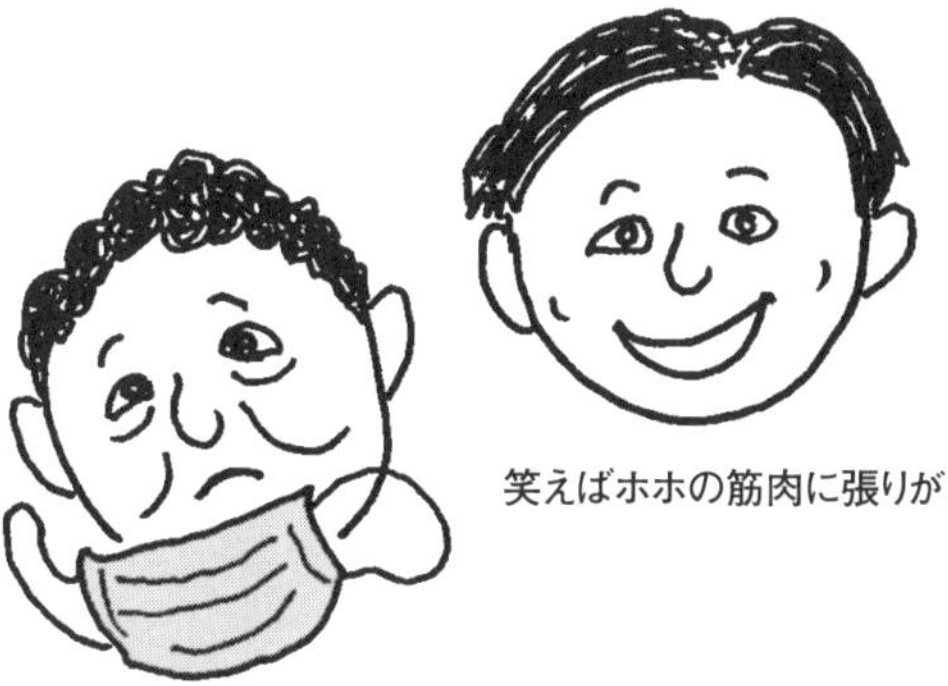
笑えばホホの筋肉に張りが出る
顔の下のほうにタルミが出た

二〇二一年秋には、ワクチンを打ち終わる人も多くなる。
それまでに、顔の張りを戻して、マスクが外せる日を待とう。

専門医が、もつれて絡んだ悩みの糸をほぐしてくれる

新しい社会で働く日が二〇二一年秋頃には、戻ってくると思われる。

一歩前に出るつもりでも、本人が「コロナうつ病」にかかっていると、新しい職場が見つかっても、「人間関

係」で悩んでしまい、休職する状況が起こる。再就職が難しくなってしまう。

コロナうつ病の怖い所は！　個々の生活費を稼《かせ》ぐことができなくなることである。

悪い状況が長く続くと、誰でも「生きていても仕方ない」と思うようになる。自殺することばかり考えるようになる。

これがコロナうつ病の行きつく所である。

今年の秋から冬にかけて、コロナうつ病で苦しむ人が増えていくと考えられる。今、警鐘《けいしょう》を鳴らさなければならない。

一人ではない。苦しい時は、「精神科、心療内科へ相談に行く。友だちに電話する」。胸の内を話すことで光が射してくる。

心の中で悩みが幾《いく》つも重なり合うと、糸がもつれて絡《から》む。自分だけでは悩みの糸は、ほどけない。

絡んだ糸をほどくお手伝いをしてくれるのが専門医である。

精神科、心療内科の門をたたくのが怖いと思っている人たちは多いと思う。

そんなことはない。ケイタイ電話が流行しだした頃から、中学、高校生の人たちが学校帰りに通院する時代に入っている。


中学生、高校生の人たちが、教室に入ると、気分障害が出てくる、と言っている。また「吐き気、腹痛」に苦しんでいる。

ケイタイ電話、インターネット、パソコン、スマートフォン等の機械の中で育った若い世代の中・高生は、人と接することが苦手になっている。

友達のふりをして、あいづちを打ち、話を合わせる。こんな友達に気を使う日常が続くと、ある日ストレスが爆発して、人が集まる教室や、駅のホーム等で、吐き気に苦しむ症状が発生してきている。

若い人も、大人も、高齢者も、全部含めて何らかのストレスを抱え込んでいる社会になってしまった。

精神科、心療内科は今、もっとも身近な科になってきている!!

中・高校生がなぜ精神科、心療内科に通うのか?

ケイタイ電話が二七年前に一般に普及して、中高校生でも持つようになった。メールが来る。すぐに返事を返さないと、次の日、学校で仲間外れにされる。一五歳の女子中学生! 彼女は友達が仲間外れにされる姿を黙認した。その怖さが、脳裏に焼きついている。

それからは、本当は仲良しではない人に話しかけられても、友達のふりをして、相づちを打ち、話を合わせる仕草をするようになった。

高校受験をひかえ、勉強をしたいのに、仲間が見ているテレビ番組を見ておかないと、次の日、話に入れない。

学校で気を使い、帰宅しても、メールを見ていなければ次の日、仲間外れになる恐怖から学校でも家でも一日中緊張が続き、半年が過ぎた。

登校しなければならない時間になっても、起きられないという症状が出た。

その時は病気とは気づかなかった。

二週間後、校門で吐き気による気分障害が出た。

斜め歩きに近い形で、クラスまで辿《たど》り着いた。

椅子に坐るなり、吐き気が強く出た。

先生に、帰宅しても良いか？　聞いてみた。

保健室で横になって、落ち付いたら帰宅するよう指示されたと言う。

そんな状態で、母親と一緒に内科で薬をもらった。

薬を飲んで、一週間が過ぎた時から、駅のホームでさらに強い吐き気に襲われた。次に、髪の毛が抜ける症状が出た。

そこで、初めて、内科ではない、心療内科に来たのだった。

彼女の場合、運良く髪の毛が抜けたことでメンタル面の病気と、気がつくことができた。

普通に吐き気に襲われると内科を考えてしまう。

吐き気は一時的に止まるが、心の病の場合は、内科の薬では治まらなくなり、体の弱い所を直撃して「アトピー性皮フ炎」や、「脱毛」「下痢」等に変わってくる。

彼女の場合、学校を転校してもらって、勉強に集中するようにした。

なぜ、転校の選択をしたか?

それは、学校で仲間外れを気にして登校を続けることで、次は「リストカット」する恐れがあったからだ。

「リストカット」とは、自分で自分の体を傷つけ、血が流れるのを確認する。

そしてまだ生きていると確認する心の病である。

リストカットまで症状が進むと半年や一年では治らない。高校受験を考えると、転校するのが良い選択に思えた。

今は、新しい学校でバレー部に入り、元気に登校している。

親の皆様へのメッセージ

●子供さんが、どんな小さな悩みでも話せる場を作ろう。

●子供さんが、朝起きてこない時の仕草に早く気がついてあげよう。

●子供さんが腹痛、下痢、頭痛を訴えることがくり返し起きる時は、精神面からきていることもあると認識して下さい。

精神面からきている「腹痛、下痢、頭痛」等は、内科の薬では、一時的に痛みは止まるが、くり返し症状が出てしまう。

長期の放置により、精神面の病を重症化させてしまい、時として、自殺やリストカットになる恐れがある。

一生を台無しにしてしまわないよう、子供さんの異変を早く見つけて下さい。


子供さんの異変とは、育ち盛りの子供たちが急に、
●食欲がなくなる。
●帰宅してすぐ自室に入って出てこない。しゃべりたがらない。
こんな時は悩みが発生していると考えて欲しい。
●朝起きてこない、体調不良がたびたび起こる。
●成績が急に下がった時も、心に悩みが生じているサインである。
学校でイジメに遭っていたりすると、これらのことが起こってくる。

子供さんたちは、親が思うよりも子供ではない。

共稼ぎの親の姿を見て、心配かけてはいけないと思って、「自分の嫌なことや辛いこと」を話さない。

そうした精神面の悩みを話す夕食タイムが大切になっている。

また、日曜日の午前中に親と散歩や買物に行く。心の中を話せる時間作りをしよう!!


今は、塾通い、部活動、親の共稼ぎにより、親子が一緒の時間を作りにくくなっている。

スマートフォン等の画面とにらめっこする時代であり、人と話すことが苦手になっている中高生たちも、数年後には社会の一員として働くようになる。

就職試験が迫ってきたからと言って、すぐしゃべれるようにはならない。

中、高、大学に向かう日々で、自我形成がなされ、自分の夢や、目的や考え方を相手に伝えることが上達していくはずである。家庭内でしゃべる量が多い人は、「自分自身の考え方を上手に相手に伝えることができる‼」

そして会社へ入っても、同僚や上司とのコミュニケーションが上手に取れる。

しかし、入社しても人間関係が上手に築くことができない若者が増えている。

●そのためにすぐ会社を辞める。

●そして次の会社の面接に行く。

●だが、人間関係で再び、つまずく。

●二八歳、二九歳までは、再就職できる可能性が高い。

●しかし三〇代になると不思議に、就職窓口は狭くなる。

問題はここである。

●大学まで行く能力があるにもかかわらず、家庭に閉じこもりの生活が始まる。

●日本で家庭に閉じこもっている三五歳～六〇歳代の人が六〇万人いる。

実際は、もっといると推測される。

●閉じこもり生活が長くなるにつれて、親が亡くなる。

年金で生活費をまかなっていたのが、食費も滞《とどこお》り、死亡する人もいる。

●閉じこもりになると、助けを求めることもできないので死に至る。

悲惨な人生をさかのぼると、中、高、大学を通して会話力が養われていないことが大きな要因として考えられる。

うちの子に限って、そんなことはないと閉じこもりの人たちを他人事として見ている場合ではない。

今は、テクノ時代であり、中学時代からスマートフォン、パソコン、インターネットの扱いは上手であるが、人と人とが話す能力が欠落してしまっている。

そうしたことが原因で、悲惨な人生を送らなければならなくなるケースがふえている。

機械化が進むにつれ、家庭教育のあり方を見直していかないといけない。お金を稼いで子供の教育にかけるのも大切だが、それ以上に、暖かい人間を育てることが一番大切である。

社会に出た時、暖かい人間性の持ち主であれば、少々の能力の弱点は、周りが助けてくれる。

どんなに優秀な人でも、一人では、絶対に仕事はできない。周りから仕事を振ってもらえる人が生き残れる時代に入ってきた。

約二年にわたって、コロナ禍のために友達と会って話すこともできなくなっている。「笑う、話す、考える」ことによって、「知恵の成長と心の成長」が形成されるのに、おたがいの会話が減ってしまっているので、そういう成長ができなくなっている。

2章
テレワークうつ病を克服する法

テレワークうつ病の症例①

コロナウイルス感染症拡大にともない、テレワークする人が増えている。

テレワークが始まった半年間はうつ病は少なかった。

しかし一年八カ月が過ぎた今、テレワークうつ病が増加している。


三二歳の女性の場合。テレワークをするようになって一年が過ぎた。

果たしてテレワークをいつまで続けられるか自信をなくした頃から、寝つきが悪くなった。

ベッドに入っても、二時間～三時間で眼がさめる。

一日中体がだるい、重い感じがする。

通勤していた頃は、適度の早歩きで会社に向かっていた。

「帰宅すると夕食の仕度と、子供の保育園への送り迎え」をしなければならなかったが、手際よく動けていた。

それがテレワークになってから、家事ができなくなった。

コンビニの弁当や、スーパーの弁当を買って済ませるというように日常の生活において手抜きをしないと、テレワークの机に向かう気分になれなかった。

そんなこんなで、何とかこなしているうちに、体の関節に痛みが発生してきた。

洗濯物を干すのが苦痛だった。

そのうちに、全く朝起きられなくなった。

どうすることもできなくなり、夫に支えられて診察に訪れた。

彼女が体の痛みに苦しむようになる前、一人でテレワークをする中で、悩んでいたことを聞いてみる。

問診を始めたところ、「会社の人たちは、私のことをどう思っているのか、毎日気になって仕方なかった」と言った。

そして、テレワークをしているうちに、「解雇される」不安がつきまとっていた、と打ちあけてくれた。

テレワークうつ病の原因は、彼女のような悩みが毎日ストレスとなって重くのしかかっていることである。

そのため、脳の分泌ホルモンである「セロトニン」や「ドーパミン」の排出が少なくなってしまうのである。

そして体を守ろうとする自律神経の働きが鈍《にぶ》ることで、体に痛みが生じたと考えられる。

彼女に、「悩みを自分から作り出さないように」と注意した。

そして、テレワークうつ病になった理由を説明した。

(1)生活環境の変化がうつ病の原因になる。
毎日出勤で早歩きで駅へ向かっていた。それがなくなった。
(2)同僚との会話がなくなった。
人は人と顔を合わせて話すことで、無意識にストレスを発散している。テレワークにより、会話量が減った。
(3)同僚や上司に仕事内容の不安をすぐ聞くことができていたが、テレワークなのですぐに聞けず、不安のまま、仕事を続けなくてはいけなくなった。

大きく分けて、以上のような(1)~(3)の事柄が挙げられる。

環境が変わってしまい、体は、環境の変化に馴れようとするが、不安材料が多くなればなるほど、体と心が環境変化についていけない。

そこで自律神経の乱れが生じてしまい、寝付けなくなる。うつ病を発生させる。

うつ病の症状は、個人、個人で異なる。

なぜなら、仕事内容や仕事量が個人、個人で違うからだ。

また、個人個人には体力と精神力の差がある。

ストレスに強い人とストレスに弱い人との差が出てしまう。テレワークでは特に差が大きく出てしまう。

彼女に、以上の説明をして一週間に一度、
●薬の調整、確認をしに来てもらっている。
●日常生活で、前向きになれるように、バルコニーでの菜園づくりと朝の運動（早歩き）を二五分してもらっている。

その結果、
●一週間目はたいした効果は出なかった。
●二週間目から寝つきも改善、家事の洗濯、掃除ができるようになった。
●三週間目から保育園の送り迎えができるようになった。
少しずつではあるが回復傾向が出ている。

●一番喜んだのは、夫であった。妻の代わりに家事をこなしてかなり応えた様子だった。

男性は家の中のこまごました作業を、負担に感じる人が多い。

しかし、夫にとって妻が当り前にしている家事を手伝うことで、テレワーク中のストレスが減り、家での仕事も楽しいと思える。

そうなることで、テレワークうつ病が発生しにくくなる。

意外に、夫が身近な作業を手伝うことで妻は、「自分だけが働いている。嫌なことばかりしている」と思わなくなり、日常の悩みは改善されていくことになる。

テレワークうつ病の症例②

三五歳男性、テレワークになってから、七カ月～八カ月目に朝起きられなくなった。

恋人と結婚の予定が三四歳の時であった。

●コロナ問題が起こってから、給料の減額があった。

●本人は、このまま今の会社に勤務していいのか悩んでいた。

●そんな時、テレワークに切り替わった。

●結婚予定の恋人ともあまり会う機会がなくなった。

そんな時、相手側が実家の九州へ帰ると伝えられた。

●このままでは、歳をとるので、「結婚の話はなかったことにしましょう」と告げられた。

●実際、自分も給料が減ってしまい、今のままでは結婚は無理と思った。

●テレワークが自分のリストラへつながっていると考えていると、寝つきが悪くなった。
●アルコールを飲む機会が毎晩になった。
酒を飲むことで「仕事も結婚もどうでも良くなっていた」。

そして四カ月が経過。

朝起きられなくなった。

寝ている部屋がゴミの山になっていった。

昼間インスタントラーメンを食べるか、コンビニの弁当かで終わり、再びベッドに横になった。

仕事が進まないことと、会社への連絡不足で会社の人がアパートに来た。

ベッドの周りのゴミ、そして悪臭に会社の人が口をハンカチで押さえた。

アパートが僕のクリニックの近くだったので……会社の人が一緒にクリニックへ連れてきた。

会社の人が来なかったら、「死んでいた」と思える状況であった。

大きな病院で点滴を受けてもらう手続きをするのに、大学病院に状況説明と、紹介状を書いた。

命は取りとめたと連絡があったが、長びく治療が必要であった。

出社ができないために退社することになった。

両親が、息子である彼を引き取りに地方（青森県）から来た。

ベッドに横たわる息子を見て、母親は「生きていてくれて良かった」とひと言、言った。

彼がクリニックを訪れた時、母親のそのひと言で救われたと話してくれた。

母親が言った「生きていてくれて良かった」の言葉で、もう無理しないで良いのだと勝手に思った途端、今まで悩んでいたことが、ふっ飛んだと言ってくれた。

今は、青森県の実家で農業の手伝いをして病気の回復を待っている。

●一人ひとりにかかってくる重圧が、コロナが始まって約一年八カ月で次第に大きくなっている。

●その中でも、経済的なやりくりが大きな重圧になっている。

●家賃を払うと、わずかしか残らない給料。

将来のささいな夢も持つことができない現実。

それが、セロトニン、ドーパミンの排出を少なくする。

そのために、朝起きられなくなったり、ゴミの中のような所にいても臭いを感じなくさせる。脳内の中枢神経が異常を起こし、そのことにより普通の日常生活すらできなくなる。

テレワークうつ病の症例③

二八歳女性　大学卒業後、商社に入社。独身。
コロナ問題が起きる前までは、会社勤務に問題はなかった。
テレワークになった。最初は戸惑うことばかりだった。
先輩に戸惑うことを相談した。
一回目は問題なくすんだ。
すると数日後、会社側から仕事が遅いと指摘された。

それから、毎日悩むようになった。もしかして
「先輩に相談したことで、自分の評判が悪くなったのだろうか？」
と悩むようになった。
このままだと、会社にとって私はいらない存在なのだろうか？

リストラされてしまうのか？　青森の実家にも帰れない。

大学費用で世話になったから、少しずつ送金している。

「リストラされると、毎月の送金もできなくなる」と思った。


そして、このアパートの家賃も払えなくなる。

まだ、そうと決まったわけではないのに、どんどん悩みを膨らませていった。

テレワーク半年で、自力で立てなくなる。耳鳴りと吐き気もあった。

そしてめまいがあった。

「トイレに行くのも床をはって、行った」

と本人が言った。怖くなって、僕のクリニックに来た。「クリニックの看板を帰宅途中に毎日見ていた」と言った。


彼女の症状は急速に重症化していった。

若い女性が急に歩けなくなる。

自律神経の乱れが、半年に渡って起こっていたと考えられる。

吐き気も起こっている。

食事が取りにくくなっている。

次は、このまま症状がすすむと生理が止まる。

生命を守ろうとする自律神経は、生理を止めて血液を少しでも体外に出さないようにする。自律神経の乱れは重症化につながってしまう。


今の会社をクビになることを、恐れている。

一週間様子を見て、入院かどうか決めると伝えた。

一番初めにすること——薬を飲んで、睡眠をとる。
二番目にすること——おかゆからでも食事をとるようにする。
三番目にすること——ゆったりした気持ち作りをする。

悩みを自から作り出さない約束をして、一週間の経過待ち。

一週間が過ぎ、少しではあるが、顔色にピンク色が差していた。

通院をしながら、テレワークを続けてもらっている。

本当は、テレワークもやめた方がよいのだが、彼女には生活がかかっていて、そうも言えない。

約束として、食事を少しずつ増す努力をしてもらっている。

次に、楽しくなることを想像してから寝床につくことをすすめている。

次に、頭を空っぽにできる景色（夜景）を見ながらの散歩。

散歩しながら「明日は、きっと良いことがある」と声を出してもらうようにしている。

テレワークうつ病の患者さんの多くが、一人閉じこもる生活で症状を出してきている。

少なくとも家族がいると声を出す機会ができる。

一人暮らしは「スマートフォン、テレビ、パソコン、インターネット……」と一方通行で、それらの画面の一人舞台で、見る側、聞く側にストレスを与え続けている。

見る側、聞く側としては、自分で声を出していない。

そこで、積もり積もった形でストレスを溜めこんでしまう。

そうした説明を彼女にしたところ、

自分がなぜ、病気を作ってしまったかを理解してくれた。

理解することで、体に悪いことをしなくなる。

症状は少しずつ改善されつつある。

テレワークうつ病の原因

普通のうつ病は、原因が一つか二つである。

●遺伝上の原因、例えば、祖父母、両親がうつ病であったりする。
●両親が高齢者で歩けない、その世話をしているうちに、いつ終わるのか分からない日々で、心の疲れからうつ病になる。
●幾つかの会社の面接を受けるが、就職先が決まらない、それでうつ病になる。
●転勤をした先で人間関係が築けない。その環境の変化に馴染むことができずに、うつ病になる。

●転勤と同じ状況である社内の配置替えで、新しい上司や同僚と馴染むことができない。会社の入口まで行くが、社内に入れず、公園のベンチに坐る。遅刻が増え、退職命令が出て、うつ病となる。
●普通のうつ病の多くが、原因はひとつである。会社でイジメを受け、うつ病になる人も多い。

テレワークうつ病の原因は？　何層にも重なる不安、重圧から来ている。

会社で自分はどう思われているのか？　↓不安
このままリストラに向かうのか？　↓不安
いつ会社へ出社できるのか？　↓不安
会社をクビになったら家賃が払えない。
ローンをどうしようか？　↓悩み
テレワークうつ病の発生は、多くの不安と悩みが重なって自律神経の乱れに

なっている。　↓病気発生

日々の悩みと不安の大きなポイントは、経済的危機感から来ている。経済的な不安は、自律神経を直撃する。そのために体調不良が起こる。「下痢、めまい、頭痛・・・」を初期症状として出してくる。

そして寝付けなくなる。

そしてイライラ、怒りっぽくなる。

そして、暴力へとエスカレートして、子供の虐待等が始まる。

そして、初期症状から病気が深まるにつれて、「生きていても仕方ない。なにも良いことがない」と毎日、死ぬことばかり考えるようになる。

テレワークうつ病は突然の自殺につながる恐れがある。

早期、初期症状を見逃がさないのがポイントである。


なぜか、おちつかない。

会社へ出勤していた時は、朝の立ち飲みコーヒーが美味しかった。テレワークになり、食欲がない。昼はなんでも良いと、インスタントラーメンで済ませる。生活することに面倒くささを感じはじめた。

寝つけなくなり、アルコールを飲んで眠る。でも、すぐ目が醒めてしまう。


初期症状の時に、専門医を訪ねて下さい。

仕事は支障なく、続けられます。

初期症状を見逃がすことで、テレワークうつ病が「体調が悪い」という症状を出す。
●仕事がはかどらない。
●仕事ができないと会社から見離される。

●リストラになることもある。

初期症状を見逃がすと、テレワークうつ病は急ピッチで症状が進む。

普通のうつ病は、月日をかけて、症状が進むが、テレワークうつ病は、「不安と悩みと経済的な深い悩みを抱えている」ため、すごいスピードで症状が進み、突然自殺につながる恐れがある。

テレワークうつ病の改善方法

楽しいと思えるテレワークの仕方をしてみよう。

例えば、古いレコードが残っていれば、プレーヤーにかけてみる。

昔の記憶が甦《よみがえ》ってくる。脳の活性化が始まる。

コロナが終息したら、昔行った旅行先へまた行ってみたいと、希望と夢がふくらむ。夢がふくらんでいる時は、脳内分泌ホルモンが排出される。弱っている細胞に行きわたっていく。
弱った細胞が回復される。
なぜだか分からないけれど、良いことがある気分になる。
それがドーパミンとセロトニンの作用である。

そうなれば今が大変であっても乗り切れる。ヤル気が出る。
自分にとって楽しいこととは何か？　をぜひ考えて欲しい。

例えば、人によって全く異なるだろう、趣味。
僕は、一カ月以上悩んでいた。

愛犬（芝犬）一三歳、メス。
ワクチン接種（四種混合）をかねて動物病院を訪ね、ずっと気になっていた
犬の体の両サイドにある固まりについて、「癌ですか？」と聞いた。「筋肉です

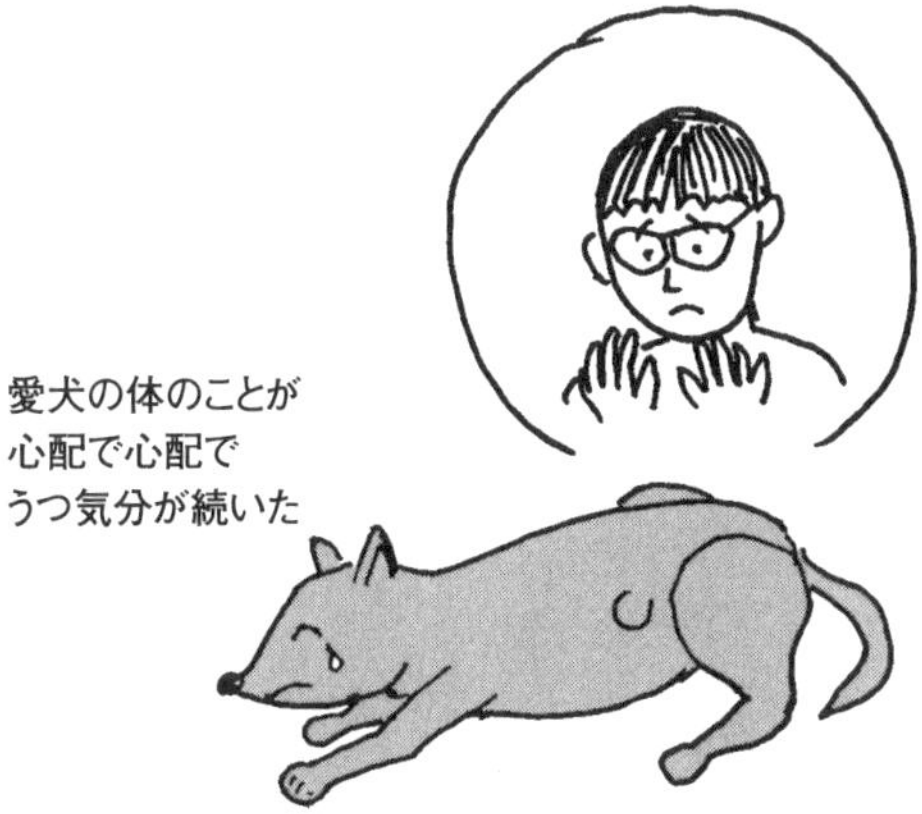
愛犬の体のことが
心配で心配で
うつ気分が続いた

よ‼」と言われた。この固まりは、一カ月以上悩んで、心配して、うつ気分が続いていた。

「癌」と言われたら、と想像したら、獣医さんの元を訪ねる勇気がなくなっていた。

だが獣医さんの所へ行かなくてはいけない。

自分の頭の中を、「行く、行きたくない、怖い」

もしも癌だったらどうしよう。高齢なのに、手術すべきか？

手術をやめて、自然死させるべき

か？

頭の中で悩みがどんどん作り出されていた。

獣医さんが「筋肉です‼」と言ったそのひと言で、額《ひたい》から流れ落ちた汗。それに、慌《あわ》てた。獣医さんが窓を開けてくれた。

知識不足が、こんなにも悩みをどんどん発生させ増殖させて、うつ気分にさせるものだという経験をした。

癌でなくて良かったと、どれほど、安心したことか。

つらいことがあっても、僕は頑張って努力する。

空に向かって、神様に叫んだ‼

「本当に神様ありがとう」

「そして、知識不足の愚かさを直していきます」

と叫んだ。

人の体は「心に左右される」こと、精神面で揺さぶられ、汗が「どかん」と出たり、ドキドキ、ハラハラすることを、身をもって体験した。

芝犬の娘は、僕の心配など知る由もなく、帰宅すると、スリッパをくわえて、振り回していた。

以前は、駄目だと怒っていた。

今日の僕は違う。元気でいてくれれば……それだけで十分だと思えた。

本当に困っている時に、人に助けてもらえると、心も別人のように変われる不思議の世界を知った。

どんなに強い人でも一人では生きられない。

誰かに支えてもらって自分の存在が生きてくる。

出会った人に暖かい気持ちで接するようにと、芝犬の娘に言われている気がした。

話を、テレワークうつ病を治す対策に戻させてもらう。

テレワークうつ病になりにくい人

自我形成がしっかりしている人は、テレワークうつ病になりにくい。

「自我形成の強い人、しっかりしている人」とは、自分のやらなければいけない一日の目標を組み立てられる人を言う。

自分の責任を果たすために、仕事の組み立てができると、迷いや悩みは多少発生しても、自我コントロールをして問題を解決していくことができる。

仕事で問題が生じても解決できるために、達成感を味わえる。

達成感を得るたびに、脳からドーパミンが分泌される。

ドーパミンが排出されて、「ヤル気が出る、頑張れる」。
そこで、次に取りかかる仕事にワクワク感を持つことができる。

仕事上のストレスが少ないために、テレワークうつ病になりにくい。息がつまる時は、音楽を流して、開放感を取り入れることなど、自分の管理方法を知っている。ストレスが少ない、仕事のやり方ができている。

今まで言われてこなかった自我形成、そして、自我コントロールがテレワークでは必要になる。

自我形成を強くするには、仕事をする上でわからないことを自分で調べる。
紙に書いて、覚えていって、一つずつ自信をつけていくしかない。
知らないことを調べることで、自分の弱点が少なくなる。
そうすれば自信をもって仕事に挑《いど》む積極的な精神が養われていく。

毎日の努力は、その人の能力になる。それが積み重なれば、一年の努力で性格も積極的に変わっていく。

今、一番求められていることが、自我コントロールなのである。

自我コントロールができる人間になろう

自我コントロールができるとは、どういうことか？

コロナ禍の影響で、仕事を失い、新しい仕事を毎日探す人たちが街中に溢《あふ》れている。

歩道で相手にぶつかる。大喧嘩を仕掛けられる。

日々のストレスを溜め込んだ人があふれかえっているのである。

自我コントロールができる人は、相手とぶつかった瞬間に「申し訳ありません」と誤るひと言が出る。

大喧嘩にならず、怪我もなくコトを終える。

反対に！　自我コントロールできない人は、売られた喧嘩を買ってしまう。

双方の毎日溜めていたストレスが爆発する。警察官がかけつける前に、流血騒ぎになる。

そういう時代に入っている。

他人の喧嘩に対して、関係のないあなたが、決して止めに入らないで欲しい。

日々の不満が蓄積されるとストレスエネルギーの威力は強い。

僕が大学病院で働いていた若かりし日、精神科病棟で、一人の男性が暴れだした。

僕は注射を持っていった。しかし、とても、注射をする状況ではなかった。警察官一名、病院の職員二名で押さえつけようとしたが、三名とも個室の鉄格子に投げつけられた。

まるで、漫画の絵を見ているように、鉄格子に三名が、はりついて動けなくなった。

ストレスエネルギーの爆発力は、想像を越えるものがある。

「喧嘩を止めに入るのは危険である」

今の世の中は、コロナの影響で、多くの人々がストレスを溜めたまま生活している。生活における自我コントロールがきかなくなって来ているのだ。

仕事上での自我コントロール

テレワークをする人たちは、自分の管理が一段と厳しくなる。

朝、起きて、一番に一日の予定をたててみる。

「今日、仕事内容はここまでやろう‼」

と、一人会議をしよう。


大体の予定がたったら朝食を作って食べよう。

ごはんを噛む、脳が刺激される。

一日の予定に対して、明確なプランの見直しができる。


朝食は空腹を満たすだけではない。

食物を噛み砕《くだ》くことで、栄養が脳に送られる。

「リンゴサラダ、ミカンゼリー」フルーツの栄養は、二五分間で脳でブドウ糖になる。

どんより曇った頭がスッキリしてくる。

朝食を摂らないで仕事を始めると一時間で疲れる。

体にダルさが来る。体のブドウ糖を脳に送るには、二時間半必要になる。
朝食を摂った方が午前中の仕事に集中できる。
頭の回転が早くなり、仕事の手際が良くなる。

例えば、美しくなろうとして、無理なダイエットをする。
すると、難しい質問に対して即答ができなくなる。
頭の回転が鈍り、「エ〜とエ〜と」何だっけ！　と集中ができない。

テレワークをする上で、自己管理は非常に難しいことのひとつに挙げられる。

●誰も周りで注意してくれる人がいない。
●自分が正しいルールに乗って走っているか分からない。

そうすると、頑張って仕事をしているつもりでも、方向違いのやり方になっている。

人が思うほどテレワークは簡単ではない。

そこで、自分で自分をコントロールする能力が問われる。

今まで仕事上で言われてこなかった、自我コントロールが要求される。

自我コントロールする上で、柔軟な頭の使い方をしよう。

自分の弱点を見つけた時は、自分で克服していけないか、努力をしてみよう。

何ごともスマートフォン、インターネットで検索する時代であるが、検索して、そのままで次に進む。

実は、それは瞬間だけ理解する「短期記憶」を使っている。

そのため、二～三日後に同じ内容が出た時に、

「確か、先日、同じことで検索したなあ～」と一人つぶやく。

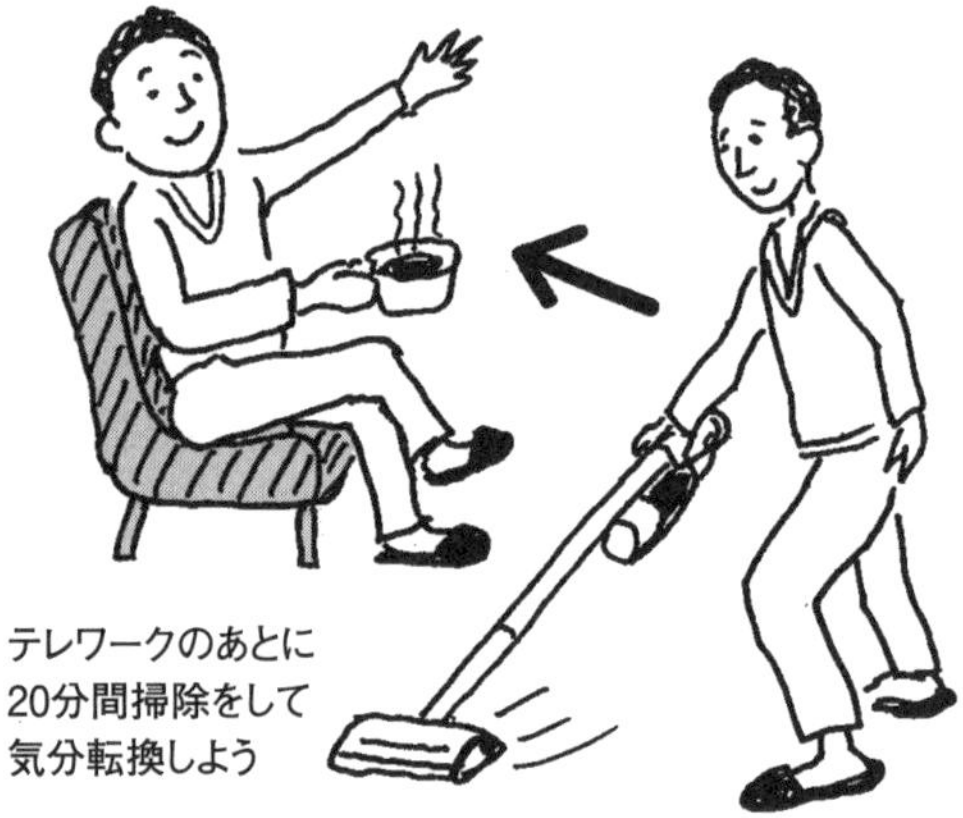
テレワークのあとに
20分間掃除をして
気分転換しよう

確実に覚えきるためには、検索したことをノートに五回書いておく。そうすると「長期記憶」によって、分からなかった所が、脳に保存されて、一生の記憶になっていく。そのことが自信を増していく。

テレワークが増えていくことで、頼りになるのは自分自身である。

今までと状況が全く違う。仕事で「できる人」になる努力は、自分で自分を鍛えることしかない。

一人で仕事をしていると、眠気がさ

してくる。

一時間半テレワークをしたら、「二〇分間掃除をする」

全く違うことをすると、脳はリフレッシュされる。

なぜ、掃除や洗濯をするのか?

指先を巧みに使うことで脳が刺激され、発想が湧きやすくなる。

そして、

●仕事をしながら、家の中が奇麗《きれい》になる。

●仕事が終わった後、「家事をしなくては」と思うことが減る。

コーヒータイムでほっとする時間ができると、テレワークうつ病は発生しにくくなる。

テレワークうつ病の対策

夢中で頑張っても一時間半ほど経つと、頭がボワ～ンとする。脳のブドウ糖が少なくなったサイン??

●りんごやみかん、ぶどうを二、三口食べよう。脳にブドウ糖が届いていく。
●二五分間何も考えないで、窓ふきやゴミ拾いをする。
●約二五分で胃から脳にブドウ糖が運ばれる。
●目ざまし時計をかけて、仮眠を二五分間しても良い。
●テレワークうつ病にならない対策は、自分で自分をコントロールする「自我コントロール」を強くするしかない。

テレワークが飽きないように、自分自身を工夫して能率を上げることが求め

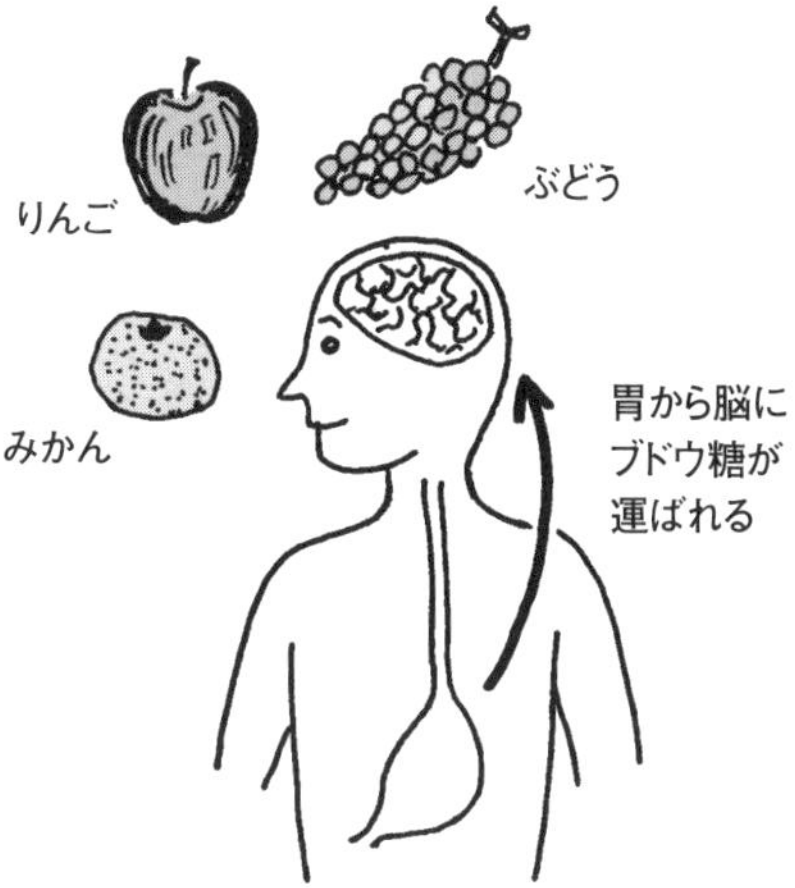

られている。

人と会うことができず、コミュニケーションが取れないコロナウイルス問題が起こっている中では、いかにして、自分を飽きさせないで、自分にヤル気を出させるかが大切である。

午後の仕事時間で飽きた時は、菜園作りを一時間取り入れる。

毎日水やりをすると、一日で一cm芽が伸びる。

長ねぎの「底力」を見る。

空き箱に1センチ半の穴を開けた
発泡スチロールを入れる
その上に土をかぶせる

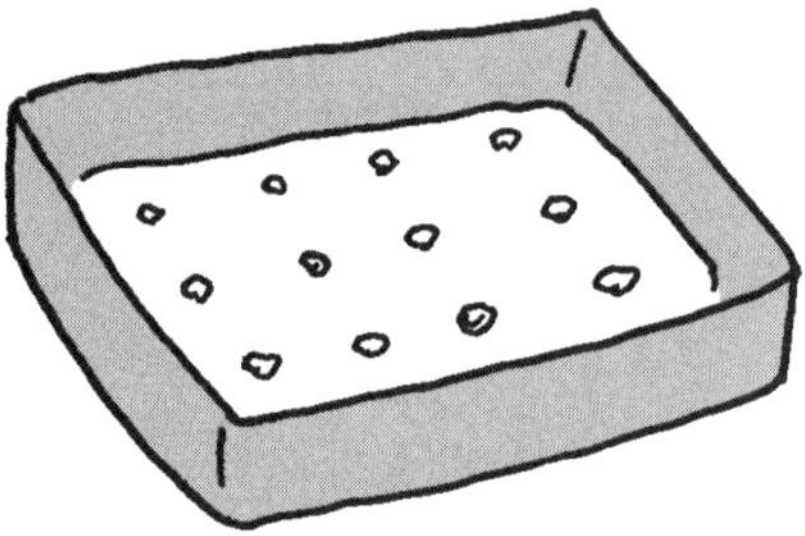

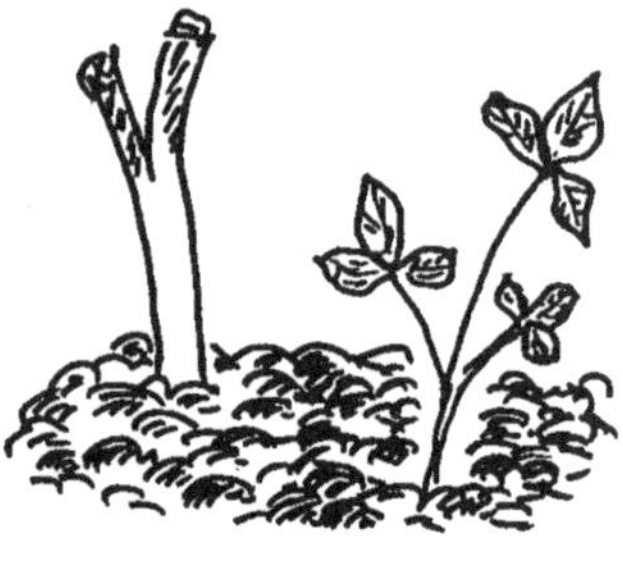

毎日水やりをすると
長ねぎやみつ葉が
1日で1センチ伸びる

なぜか農家の人の気持ちが分かる。

今まで知らなかった自分の感情が育つ。

いかに自分を飽きさせないで、仕事を続けるかが、日々を楽しくさせる。仕事の能率を上げる工夫を趣味として生かしていくと良いと思う。

「仕事も趣味も」仕事の能率を上げるのには欠かせない新時代に足をかけている今である。

人に頼まれていた時代から、自から仕事を切り開く時代に変わりつつある。

そこで、必要になって来るのが、今までは使っていなかった能力を自から引き出していくことである。

自からの能力を引き出すには、今までは「男だから家事はしない」と決めつけていた自分を変えていくことである。

生きるためには、「料理、洗濯、掃除」をするというような、柔軟な考え方に変えた人の勝ちになる。

男性が柔軟な考え方をする。

異性の気持ちが理解できる。

異性に自然にモテる会話ができるようになる。

異性なくして自分の努力はなくなる。

女性の場合、もし恋人がいなければ、化粧もオシャレもどうでもよくなる。

反対に、女性に興味を持ってもらえない男性は、髭《ヒゲ》そりなんてしなくて良い。

昨日着ていた匂いがするシャツでいいやと思う領域に入っていく。

男性も女性もお互いの力が引き合って、普通の暮らしができている。

そうした普通のリズムが崩れる。

すると、うつ病の世界に入る可能性が高くなる。

もし「夫や、妻、娘、息子」がテレワークうつ病にかかった時は、慰めることは絶対に避けよう

慰めないでどうするのかというと？

今の環境を変える提案をしよう。

「仕事を失っても、命があれば」再び明日を迎えられる。
そう考えて、実家に帰り、ほっとする時間を作ろう。

本人が楽しいと思うことを、少しさせてあげる。
不安と悩みを抱えている毎日から開放されるよう話し合いをして下さい。

テレワークで画面と向き合っている日々なので、歩いて行かれる「海岸散歩」「夜空を見て話す」「一輪の花を机に活ける」など、いつもの雰囲気と違う

空間を作りあげよう。

一人で、黙々とする仕事では、体内にストレスガスが溜まり続ける。

●声を出して「旅行に行く」話をしよう。
●声を出して、本を読んでみる。
●テープの落語を聞いて、大笑いをしよう。桂枝雀の落語『枝雀の村スズメ』など、夢と笑いがある。

「心と頭」を開放できる本や落語は、煮つまっている頭をホッとさせる。

僕は、頭が煮つまってくると、芝犬の娘を連れて、夜の散歩に出る。

夜空のあの星がいつ生まれたのかを研究している人たちがいる。

僕には、「その分野はできないなぁ〜」と思う。偉大な研究をしている人たちの頭は、どうなっているのだろう……ただそう思うだけで、頑張るしかないなあ~と一人会議をする。夜に人の居ない所で声を出して話すようにしている。声を出すと、芝犬の娘が僕の顔を見て「お父さん、変だよ！」と言うんだ。

犬なのに、する仕草がまるで人間の子供と同じである。散歩に行こうと僕が「首輪」を持つと、玄関に飛んでいって坐って待っている。

会話もないのに、なぜこの娘には、今から散歩に行くのが分かるのだろう。不思議なことが詰まっているのが犬なんだ！　そして猫なんだ！

僕がうつ病にならないで済んでいるのは、全てが人間とは違う犬の世界でホッとしているからなのだと思う。

それと同様に、テレワークをしている人たちは、仕事場と全く違う空間を持って下さることをおすすめする。

テレワークが始まったことにより、今までと違う自分で自分を管理しなくてはならない。

「自我コントロール」が大切になる。

●朝、昼、午後からの仕事管理。
●食事管理「消化に良いもの」を中心に食べる。
●ストレスを溜めない仕事のやり方を自分なりに工夫する。

自分で自分を管理していかないと、頼る人が少なくなってきている。

二〇二一年秋から冬にどうなるのか

オリンピックも終わった。
コロナワクチン接種も大分終わってきた。

大不況をどう乗り切るかの対策を考える必要がある。

街に、にぎわいは戻るのか？

冷えきった経済はすぐに戻らない。

倒産直前まで追いつめられた「店、店、店」

コロナウイルス「変異株」が次から次へと出てくる限り、人が集まる場所である店や会社はすぐには立て直せない。


店や会社が元気に営業しなければ、雇用してもらえない。

仕事を見つけたくても、働く場所に多く殺到してしまい、なかなか就職できない。

二〇二二年春に卒業する人たちが加わり、この先、就職がなかなか決まらない時代に入ってくる。

仕事先が決まったとする。不況が続いている限り、雇用人数削減で、一人の人が多くの仕事を任せられる。

そうして、ストレスの溜まる働き方になる。

自分で自分を管理することができない人は、仕事先で「過労とストレス」で倒れる。

仕事が見つかっても、倒れてしまうと雇用を取り消される。

仕事がクビになる。たちまち困るのが家賃と生活費である。

本当に必要になるのが自己管理「自我コントロール」である。

睡眠
栄養
運動
に追加されるのが、心のケアーである。

心のケアーをいかにしていくか？

最初に柔軟性を養う努力をしよう!!

昭和二〇年、戦争が終わった。

焼け野原の東京、そこでたくましく生き抜いた人たちは、我が身の生き方を変えた人たちだった。

以前は、大金持ちであった。しかし家も店も焼け、何もなくなった。過去を振り返らず、焼け野原で「すいとんの炊き出し」を始めていた人もいる。

文明、文化が進み、ものはあり余っている時代であるが、仕事がないのはお金がない焼け野原と同じである。苦境に立たされる「二〇二一年の秋から冬」である。

本業とサイドビジネスを考える柔軟性のある人が生き残っていく。

戦後、親が戦死して、孤児になった子供たちがあふれかえっていた。

その空気が思い出される。

今は、困った人に渡す給付金「五万円～一〇万円」があるではないか？ と思う人もいる。

しかし、一度貧困に追いやられると、五万～一〇万のお金は砂漠に水をまいているのと同じで、一瞬にして、無くなる。

この時代に、飢えた子供さんたちがあふれてしまうことになる。

何とかして親側に働く場所を与える必要がある。

誰もが経験したことのない時代に入っていく。

ワクチン接種がどんどんすすみ、そのうちオフィスへ出勤できると思っているかもしれないが、今回は、「そんなに簡単にはいかない‼」と考えた方がよい。

その理由は、接種がすすむ中で「変異株」という強い感染力のウイルスが出て来ているからである。

簡単にオフィスに出社ができない。

その理由が他にもあると考えた方がよい。

●会社がテレワークシステムの流れに方向を切った。

●会社がオフィス面積を縮小して、家賃の安い所に会社を構え、経費節約に踏み切った。

●一度切った舵《かじ》を、すぐに元には戻せない。

不況が終われば、元に戻すであろうが、不況は、五年間も続くと、専門家の人たちが話している。

会社のオーナーさんたちは、警戒を強めている。

そうした幾つかの理由が重なっている。
テレワークは、この先に続くと考えておいた方が良い。
そこで、自分と上手に付き合う、自我コントロールが必要になってくる。
どうすれば、自分自身と上手に付き合えるのか?

想像力と柔軟性を養うことで自我コントロールに強くなれる

●今まで生きて来た自分は高学歴で、けっこう頑固な一面がある。
←
●想像力と柔軟性を養う自分を作る。
●時代が塗り変えられるのだ!
そうか、新しいことにチャレンジする必要があるのだと本を読むようになった。
●自分の趣味をさらに深くする。

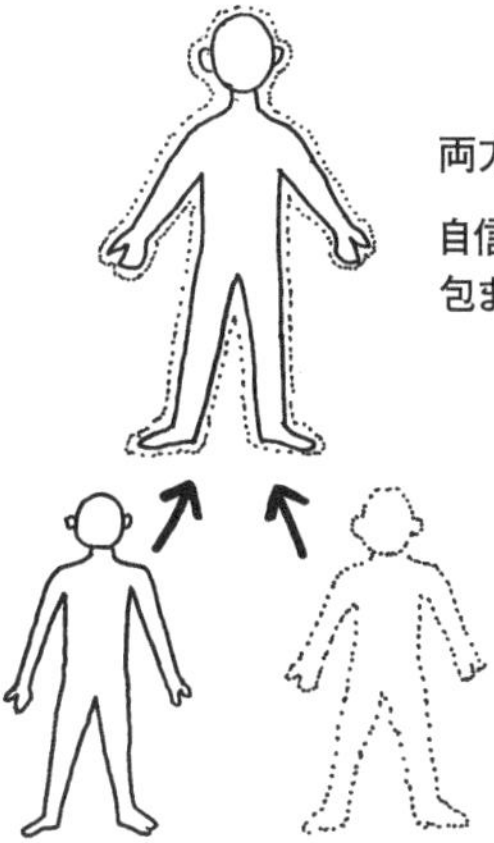

●新しいことで、あるものをリメークする。
●新しいことで、野菜でも作ってみるか？
柔軟性ある行動をしていくことにした。
そのことで自分が新しく生まれ変われる。
図で見て分かるように、一人の自分が揺れても倒れにくくなる。
自信というオーラで包まれた自分になっていく。
「自我コントロールが上手くいくようになる状態を、日々の努力で作ってい

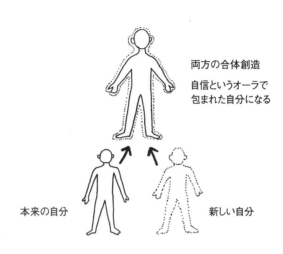

ける」

人にとって、努力と想像力ほど強いものはない。

簡単に説明しよう。
幼い頃に、野球選手になりたいと想像した。
幼い頃に、歌手になりたいと想像した。
なりたい自分を想像して、日々の努力が才能になっていった人たちが多い。
想像なくしては、自分の体を引っぱる努力が生まれない。

困難な時ほど新しい自分が生まれるチャンスである。
下ばかり見ると、ため息しか出ない。
ドアを開け、庭先に立つと、夜空に星が輝いている。
あの広い空を見上げると、自分の悩みがちっぽけに見える。

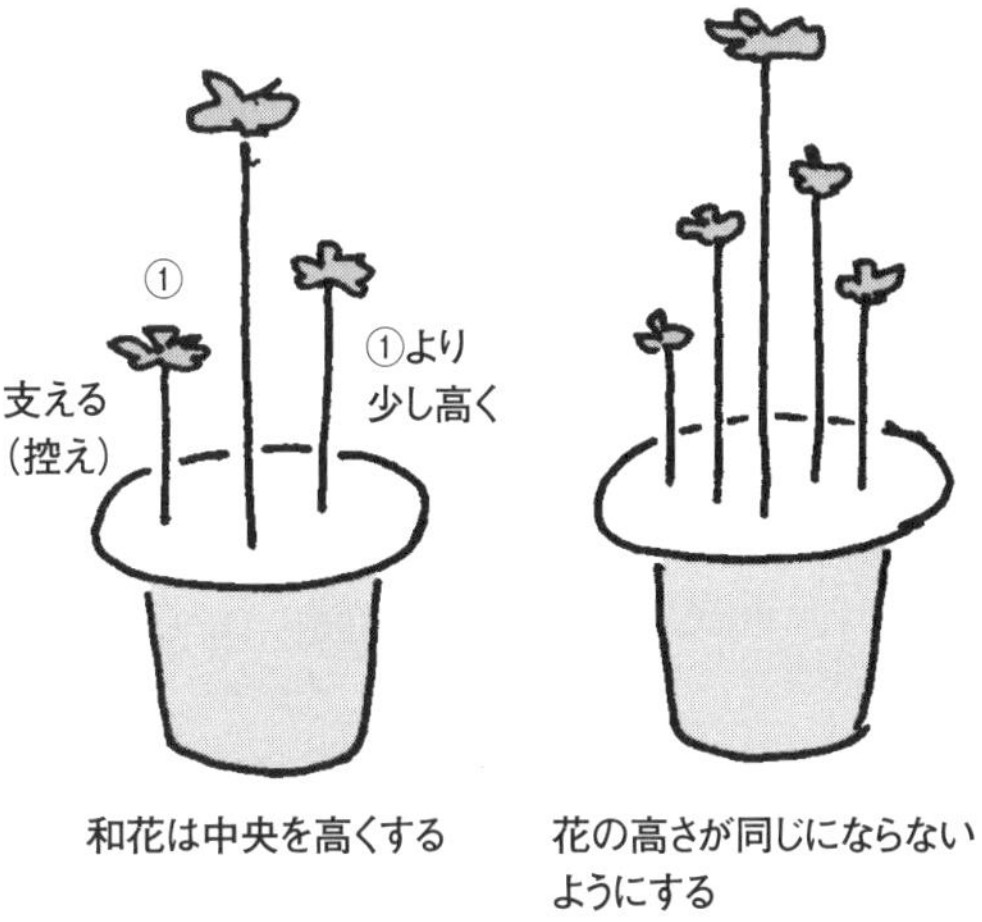

和花は中央を高くする
花の高さが同じにならない
ようにする

その瞬間に生まれるのが、閃《ひらめ》きだ‼

困難なくして閃きは生まれない。

そうだ、もう一度頑張って幼い頃の夢に向かってみよう。

未来への扉は、自分で開けられる。どんな小さなことに対しても、夢を持とう。

テレワークをする。机の向こうに自然を取り入れる。

草花を活ける。ストレスが融和《ゆうわ》され

やすくなる。

頭の中で花を活けるのは、難しいと思ってしまい、男性はする人が少ない。

流儀を知ると、自信を持って活けられる。

和花は一、三、五、七、九、一一である。

五本までは何とか活けられる。

七本から九本になるにつれ、花の頭が同じにならないようにするのは難しい。

挑戦しがいがある。

テレワークを続けると、息が詰まる。そんな時、花は必要である。

友達が来る時、恋人が来る時、お花が活けてあると、部屋が和み、口下手《くちべた》な人でも、会話が進みやすくなる。

柔軟な心を持ち、新しいことを始めると、生活が楽しくなる。身の周りに直接あるようなことから入ると続けられる。

そして、その中でもし専門的に知りたくなった時に、あなたの才能の扉が開く時である。

テレワークうつ病になるか？新しい自分を作り出すか？

コロナウイルス問題が、大きく分かれ道を作り出してきている。

「そのままテレワークうつ病にすすむか？」

「新しい道を開けるか？」に分かれるであろう。

なぜ、ここで活け花の話をさせてもらったか？

仕事の合間に、花を活けたとしよう！

頭と心の切り変えが行われる。

そうか！　花の流儀は奇数で始まるのか？

そして！　花の色が目から直接脳に伝わる。

そこで！　心が高揚する。脳から「セロトニン、ドーパミン」が排出され、心が高揚してくる。

テレワークで煮つまった頭と体の重圧を取ってくれる。

そして！　奇数の花を活けると「考える脳が活性化する」。指先を同時に使うことで脳の活性化になる。

そして、机に向かう。向こう側に活け花が見守っている。

そんなホッとした瞬間がうつ病の改善になる。

日常生活の工夫

テレワークで疲れたら！

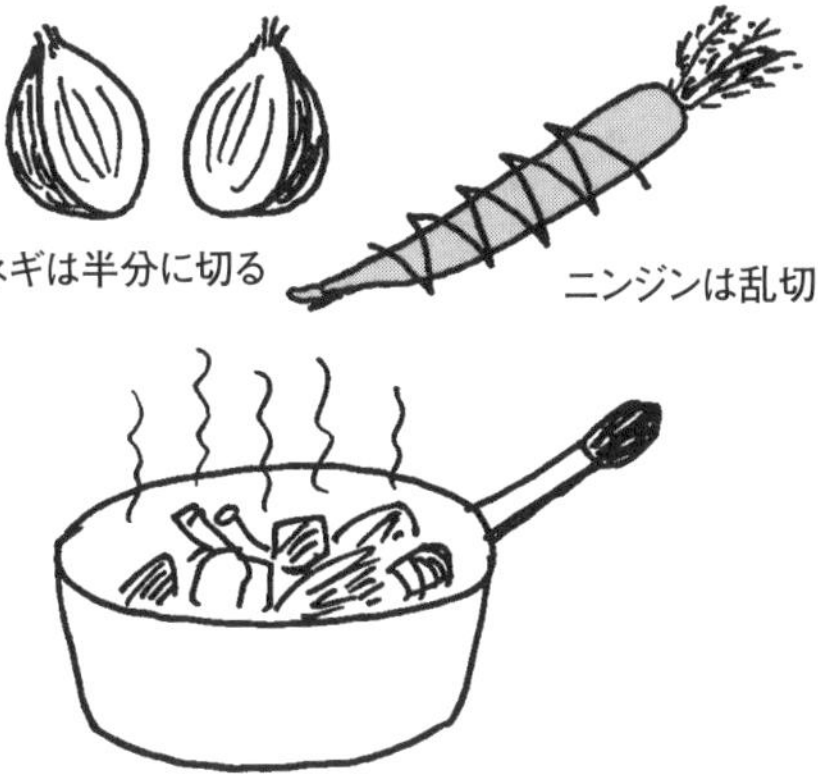
玉ネギは半分に切る
ニンジンは乱切りに
鶏ガラスープかカツオだしを少々入れて煮る

三〇分間で何ができるか考えよう。冷蔵庫で眠っている玉ネギ、ニンジンを大きく切って煮る。

一度煮ておくと、二回は食べられる。残り汁で、インゲン豆やエンドウ豆を三分煮る。

日常生活で、手際よく料理ができる男性になろう。栄養バランスをコントロールできるので、肥満になりにくい。男性の一人暮らしは、料理をしない人が多い。そこで、片寄った食事になりがちで、肥満になってしまう。

結婚する年齢が近づく。「異性から

見て、ちょっと……」と思われるのが肥満である。

そこで、「モヤシとニラ」を炒める三分料理をやってみよう。皿いっぱいの量になるがカロリーは少ない。

時々ベーコンを入れる。時々レバーを入れる——味は塩、コショウ、レモンで済ませる。

おかずを簡単に作れるようなメニューを増やすことを趣味にする。

●一生を通して、健康を目的にする。

●一生を通して、経済的に安くすませる。

●栄養バランスの組立てをする。

異性にも尊敬される味の工夫をする。

モテ男になる近道でもある。

テレワークと日常生活の工夫を考える時代に入っている。

テレワークをしている。少し考えがまとまらなくなったと感じたら、「洗濯機」を回しながら、玄関の掃除をする。

仕事と平行して料理、洗濯、掃除も仕事と考えていくとよい。


そうしたら、仕事が終わると同時に、家事も済んでしまう。

ホッとした時間が、ゆったり取れることを目指す。

テレワークうつ病になる不安や、悩みを作らないように、家事をどんどんすすんでやる。

忙しくして、悩むヒマを自分に与えないようにすることも良いと思われる。

仕事が終わり、家事も済んでいると、テレビを見て楽しめる食事も、ゆったりできて、楽しく味わうことができる。

楽しいと思える時間をいくつか作ると、睡眠が上手にとれる。
テレワークうつ病にかかりにくい日常になっていく。

テレワークうつ病の症状

テレワークうつ病は、症状がひとつではない。
多くの人が、「自律神経に乱れを生じている」からである。

自分の弱い所に痛みを生じやすい。

また、痛みではない症状も多い。

- 手の平に汗をかく。
- 胸や脇の下に汗が流れる。

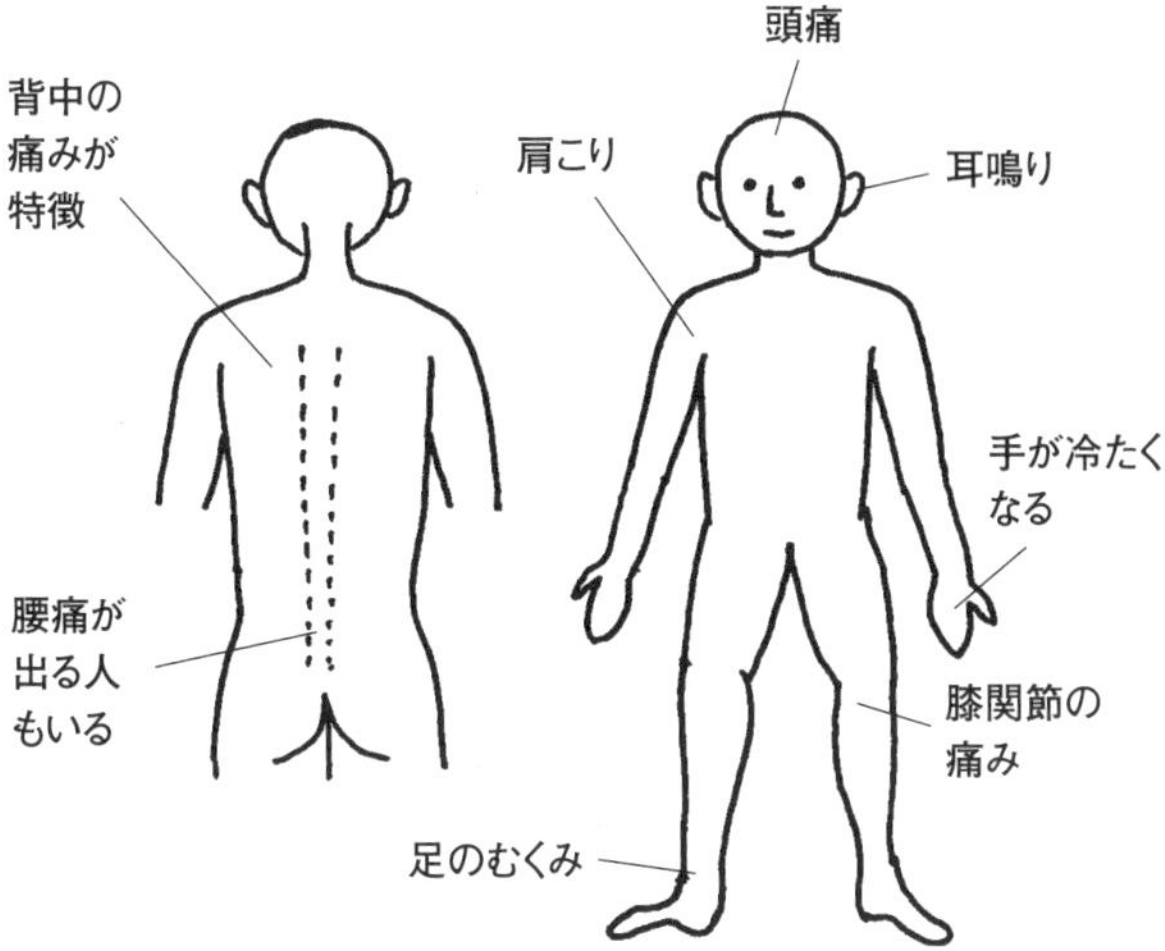

●額に激しい汗が出る。
●便秘で、数日も便が出ない。

以上のような心身症の症状が、テレワークうつ病には発生してきている。働きたくても、体が固まって痛みもダルさも同時に出ている。

治療は、テレワークを一時中断してみること。

患者さんとしては、仕事を中断して、診断書を提出してみることで、「仕事を怠けている」と会社側が思うと心配になる。

退社になってしまう「リストラ」を怖がり、本当のことが言えない。
そうした理由から！　テレワークうつ病の治療は、難しい一面がある。

●テレワークうつ病は、一人作業である。「声出し」できる場所を見つけて、声を出してみる。かなりのストレスが抜け、本人もスッキリする。
●自から悩みを発生させない日常にする。
●少し外に出て、汗をかいて、ストレスを解消する。テニス、ゴルフの練習、軽いランニング、なわ飛び自分のできる運動をして頂きたい。
●食生活で片寄ったもの、たとえば「インスタントラーメン」だけで過ごすようなことをすると、テレワークうつ病になりやすい。
●食事は、野菜を中心に魚のタンパク質を組み合わせ、バランスを考えると血流が良くなる。
●すると睡眠が深くなり、うつ病が改善に向かっていく。

テレワークうつ病治療の難しさ

毎日、画面と向かい合う時間が長いと、テレワークうつ病になりやすい。

視覚から直接脳を刺激する画面を見る時間が長ければ、脳疲労が起こりやすくなる。自律神経の乱れが出てくる。そこで、心身症の症状と同じことが起ってくる。

●イライラから始まり、怒りっぽくなる。
●寝つけない。
●下痢、頭痛。
●めまい、特に立ち上がる時に、めまいや耳鳴りが鳴る。

最初は、テレワークうつ病であっても、心身症（めまい、耳鳴り、下痢、頭痛……）の症状が出てくる。

そこで

●アルコールを飲んで寝ようとする。

しかし二、三時間で目がさめる。

●ドラッグストアで胃薬、下痢止めを買って飲む。

一時的に症状は止まるが、再び症状が出てくる。

くり返しているうちに、うつ症状も出るようになる。

複合症状として、体に鉛《なまり》が入っている感じの重さが出る。

仕事をしなければと思うが、ベッドから出られない。

やる気もだんだん減る。

部屋も散らかってしまう。

本人も、片づけたいが、できなくなる。

体がだるいので、できない。

食欲が次第に無くなる。

助けを求めたいが、「誰に話したら良いか分からない」。

頭の回転が鈍る。会社に連絡ができない。

会社の人が「様子がおかしい」と気がついて、はじめて、「テレワークうつ病」が重症化していることが分かる。

ここまでくると、復帰が長引くことになる。

コロナ問題で会社に余裕がなければ、解雇されるという流れになりやすい。

テレワークうつ病は、脳疲労と自律神経の乱れが重なることで、うつ病と心身症との複合症状を出してくる。

なぜ、治しにくいのか？

ひとつの症状が改善しても、次の症状が追いかけて出てくるテレワークうつ病。

本人にとって、かなりの心配になる。そこで、症状が悪化してしまう。

例えば……

- 頭痛が改善した。
- ほっとしていると、今度は強い耳鳴りが出る。
- 次に寝つきが悪くなる。
- 朝、起きられない。
- 仕事をしなくてはと、机に向かう。頭がボーとして、仕事がはかどらない。

●会社から次の指示が出る。仕事についていけなくなる。
●焦りから上司に向かって暴言を吐く。
●謝っても、許されないことが多く、退社になってしまう。
テレワークうつ病でイラ立ちがすすみ、自分の感情を抑えられなくなって職を失う。

困窮した生活に父親が気づいた。その時は「何カ月も家賃を払えなかった」
父親と一緒にクリニックに来た。
父親がいる所では話したくないと本人が言った。
父親は待合室で待った。
診断結果は、「テレワークうつ病」。
本人は、外に出ることが怖いと言った。
引きこもりになりつつある。
コンビニで弁当を買うお金がない。

父親と同居している今、本人は「生きていても何もない、死ぬことを考えている」と話した。

死ぬ覚悟で死に場所に行った。

「ビルの上は高すぎて足がすくんだ」

と言った。

「うつ病の重症化の人は皆さん、同じことを話すよ」

と本人に伝えた。

今は病気だから死ぬことばかり考える。それが病気だと伝えた。

無言で頭を下げた。

「頑張ろう」と思わないで欲しい。今日、出す薬を飲んで、少し心と体を休ませてみよう、と言った。

五日後の薬の調整が決まった。

その時までの五日間、思ったことをノートに書いて来てね‼　と伝えて別れた。

五日後に来院した。

少し顔色が人間らしくなっていた。

ノートを見せてもらった。

不満がぎっしり書いてあった。

不満だらけのノートにしようと会話をはさむと、初めて笑った。

今度は、一週間後に来院してもらうことになった。


一週間後、ノートには父親と喧嘩をしたと書いてあった。

腹が立って腹が立って、父親を殴《なぐ》りたくなった。


「偉《えら》いね！」父親を殴らなくて、本当に「偉い！」と誉めた後に、僕は言った。

親を殺すつもりがなくても、親のひと言で腹が立って殴ってしまい、親が柱にぶつかって亡くなったことがあった。

その患者さんは、一人息子だったが、刑務所に入ることになった、と伝えると、彼は、自分の胸に手をあてて、「良かった、殴らなくて、本当に良かった」と二度言った。

その雑談から、彼は、心を開いてくれ、何でも話してくれるようになった。

メニューを渡した。

●運動を始めよう、新しい自分作りをしよう！
●同じものばかり食べない。
●自分で料理を始めて、父親に食べてもらう夢をもつ。
●働きに行く。父親の弁当まで作れるといいね！

今は、家で父親の食事と、洗濯をできるまでになっている。

誰にとっても人生の別れ道がある。

その時に自分をいかに変えられるかで、幸せになっていけるかが決まる。

誰でも与えられた自由と幸せの権利は、自分が何を思い、どう行動するかで決まる。

ただ今、僕は勉強中

僕の所へ芝犬の娘がやってきたのは一四年前。
最初は小犬だから、調子が悪い時には診療所へ連れて行っていた。
そして、犬の幼稚園に行くようになった。
犬と犬とが喧嘩をしないように、ゲージに入れられた。
そして半年経って、以前とは、どこか違う気がした。

犬の幼稚園は辞めた。
犬のベビーシッター、犬のおもりをする人に預けた。
犬を預かってくれる人は、ゲージの箱には入れなかった。

診療所の仕事が終わり、一番に迎えに行く。

毎日メモがある。何時に便をした、どこに散歩に四〇分出かけた。何を食べた。昼寝をした。その後散歩に行った。鳥を追いかけて、首輪がはずれた。学生さんがつかまえてくれた。

助かった。本当に助かった。近所に男子高校があり、犬の散歩コースは高校生のランニングコースである。だから助かったと書いてあった。

僕がケアーするより、行き届いた所だと感心した。

犬もすっかり元気になった。

今、考えると、犬も僕から離れてゲージに入れられたことで、犬のうつ病になったと考えられる。

今は、犬の心について勉強中である。

今の所へ預けるようになって、言葉を沢山《たくさん》覚えてくれた。
「駄目！」と言うと、そこにオシッコはしない。

今日は診療のない日曜日！
僕が世話をする日。
外は大雨。レインコートを作った。

娘はレインコートが嫌い。
一度目は仕方ないと言って着せられる。

午後から散歩の時に、レインコートを見せると逃げ回る。疲れて、やっと捕まえさせてくれる。
レインコートを着ると、ブルブルと振り払う行動をする。

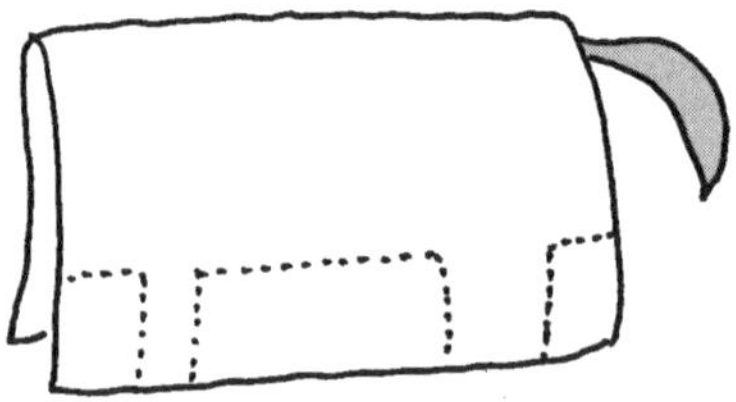

70ℓのゴミ袋で
レインコートを作る

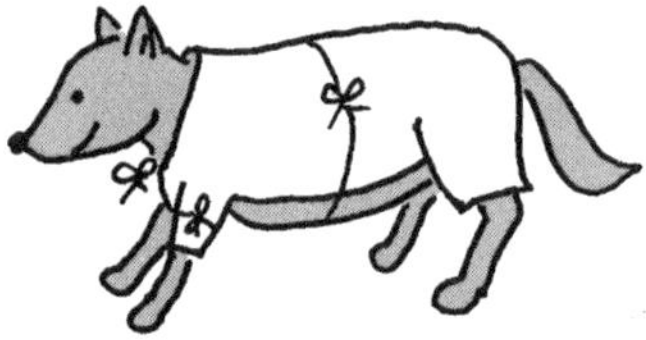

外へ出る。大雨を見て、レインコートを着た意味を理解した。僕の顔を覗くように見る。

娘は買ったレインコートが四枚ある。ただ、全部雨が染みてきてしまう。

そして、体温が下がり、下痢になる。

そこで、七〇ℓのゴミ袋でレインコートを作った。

全く雨が染みない。帰宅して顔と手、足だけしっかりふけば良い。

夜、テレビを見ながら、レインコートの裁断をすることもできるようになった。

娘が来る前までは、部屋の掃除も人

まかせだった。
今は、娘の食べた器も洗う。床の掃除もする。
全くしたことのないことでもする気になればできるものだと、ただ今勉強中である。

犬でも猫でも相手の気持ちを飼い主が理解しないと、うつ病になってしまうということをお伝えしたい。

特にゲージの中に長く入れると、うつ病になり、ぐったりしてしまう。できるだけ太陽の光に、一日最低でも四五分当ててあげよう。

元気になると、食欲も出る。縫いぐるみのオモチャを振り回して遊ぶようになる。
遊んでいる時に手を出すと「自分の物を盗られた」と思って噛《か》みついてくる。

飼い主の手が血まみれになってしまう。
僕もなったことがある。遊びが終わったら片づけよう。
僕もいろいろと「ただ今勉強中」である。

3章
子供を「心の病」から守るには

子供のうつ病に早く気付かないと危ない

小学五年生から六年生の頃に、子供の脳は大人の脳と同じ重量に成長する。
その時期が、一生の中で人間の大切な基盤ができる大事な時期である。

目で見る観察力が養われる。
友達と遊ぶ。大声を出して走り回る。
その時期に、相手とのバランスを考えて、会話する能力が身についてくる。
「人間形成」が小学五年、六年生〜中学生で行われる。

大空の下で自由に走り回る「追いかけゴッコ」には大きな意味が含まれている。相手とのバランス間隔をとる。調節能力が自然に身についていく。

その体験が抜け落ちると、大学卒業後に、会社に入社しても、同僚や上司等との人間関係で問題が生じてくる。

ひと言で言うと、対人関係、人とのつき合い方がうまくいかなくなる。会社をすぐ辞める。次の会社に転職。

二〇代は転職先はまだある。

その先、本人が「自分自身に疲れを感じる」ようになり、そして引きこもりになってしまう。

コロナ問題でクラスメートと遊べなくなった。

そのかわりに、スマートフォン、ＴＶゲーム、オンライン等の生活時間が増えている。

一人遊びでは、大声で話す、笑うことも少なくなる。

そこで、あり余る若いエネルギーを抑えつけてしまう。

そのことにより「小学五年生、六年生から中学生にかけて、うつ病が発生してくる」。

親の方で、早く子供の異変に気がついて欲しい。

〈小・中学生のうつ病。こんな状態は危険信号〉

(1)食べ盛りの子供に食欲がない。

(2)以前とは様子が違う。

「以前は、よくしゃべっていたが、全くしゃべらなくなった」

(3)自分の部屋に直帰、直行する。リビングに出てこない。

(4)成績が急に下がった。

「クラスで、イジメに遭う」ような悩みが発生し、勉強に身が入らない。

(5)登校時間になっても朝起きられない。
「ママ‼　おなかが痛いので学校へは行けない」と朝グズる。

あわてて熱を計る。熱は平熱である。

どこが痛いのと尋ねる。

「おなかが痛くて起きられない」と答える。

不登校が始まる信号でもある。


うつ病の最初はあまり不眠とか、ゆううつな気分とかが出ない‼

何となく身体の調子が悪くなっていく。

話しかけても「う～ん」「まあ～」とか、何を言いたいのか理解しにくい返事が返ってくる。

それは！　本人の気持ちが定まっていないからだ。情緒面の発達がまだ未成熟なところがある。

何かにつけて問題が出る年頃だと危険信号を見逃がしてしまう。

子供に勉強しろ‼

高校受験が迫っている‼　と親が言う。

うつ病の入口に来ている、そんな時、親が子供にプレッシャーを一気にかけると、うつ病を深くする危険がある。

様子がいつもと違う時は、専門医に話をして聞いてもらい、診断してもらって欲しい。

中学、高校生のスマートフォンとうつ病との関係

この頃になると親から離れ、友達と遊び、自分の世界を確立させていく。

「精神的に独立に向かう」時期である。

一一歳から中学生、高校生は、友達関係が大切になる。

友達関係が上手くいかない子供は、悩みを胸に抱えこんでしまう。「自殺」にまで発展してしまうことがある。

そうした大切な時期に、コロナ問題が一年八カ月も続いている。友達と自由に会って「しゃべる、笑う、走る」ができなくなっている。

子供たち、そして、前思春期にあたる中学、高校生を含めて、一人遊びになっていて「スマートフォンやTVゲーム」で時間を過ごしている。

体の中に溜まるストレスを、上手に吐き出せていない。

そんなストレスが、学校で突然暴言を吐く行動になったりする。

同じクラスの中には怯《おび》えてしまう子がいて、心身症を発生することもある。

小、中学、高校の心身症は、頭が真白になり、言葉が出ない、震えてしまう。震えは多汗症を引き起こすこともある。「額《ひたい》から、手の平、脇の下」へ汗が流れおちる。

汗かきだと思ってしまうが、心身症に患っていると知らないで放置されるケースがほとんどである。

中学、高校生の初恋を知る時期に、告白できず思いを引きずって成長していく。そんな、ある日、「相手に好きな人がいる」と知る。

ショックで、食事が喉《のど》を通らなくなる。それが、拒食症にまで発展してしまう。

急に痩せた時は、「心身症の病気」を疑って専門医を受診しよう。

拒食症になると、生理が止まったりする。

体の中にストレスを溜めたままにしていると、それが原因で、家庭内暴力が中学生、高校生で起こることもある。

暴れると親は、手がつけられず、警察を呼ぶことも起きる。

コロナのために自由に友達と会って遊べない。

大声を出して、笑えない、歌えないことは、前思春期の人たちにとって夢を語る場所がなくなっていることである。

夢を語る「声出し」は前思春期の人たちにとって、大人たちが想像する以上に大きな意味をもっている。

そうした思いを、我慢する日が続くと、ストレスが爆発してしまう。

体の中にストレスを溜める毎日が、コロナうつ病を引き起こしてくる。

その症状は、自分の弱い所に出る。

不眠の人もいる。

イライラして過食の人もいる。

家の人は、育ち盛りだから仕方ない、と思いがちであるが、急に異常に肥りだした時は、病気を疑って、専門医に相談しよう。

コロナ問題が起こっていない頃は、そんなに多くなかった前思春期一一歳～一五歳～そして、思春期一六歳～一八歳の心身症とうつ病であるが、これほど多くなったのは、スマートフォンや、TVゲーム等の一人遊びの時間が多くなったこととと関連している。

今、心の病を出してくる若い人は、
特に嘔吐、下痢、動悸等の体の症状がまず出てくる。

次に朝、起きられなくなる。

学校に行かなくてはいけないのに行かれない。

本人は分かっているが行きたくない。

無理に登校した日は、クラスに入るなり吐き気におそわれた。

また、次の日も吐き気がくるので不安になる。

遅刻と早退とをくり返す。

学校の勉強についていけなくなる。

学校へ行く意味が自分でも分からなくなる。

コンプレックスを取り除けば一歩前に出られるようになる

中学二年生、一四歳、女子。

毎日スマートフォンで一人遊びをする時間が多い。両親が共稼ぎ。兄弟はなく、一人っ子。

不登校前までは、学校に「普通」に行っていた。

学校が終わると、母親が帰宅するまで塾に通い、英語と数学を中心に勉強していた。

高校受験を目指し、真面目で少し無口であった。

コロナ問題が起こってから、スマートフォンを見る時間が増えていった。

一年半が過ぎた頃から、寝つきが悪くなった。そこでスマートフォンを覗く深夜の生活であった。朝起きられなくなった。

そして、だんだん遅刻が増えた。

勉強の遅れから、学校に行きたくなくなった。

朝、頭痛に襲われた。下痢でトイレに駆けこむ。

体調が悪く、だんだん不登校ぎみになった。

そして、今、学校に全く行っていない。

母親と一緒にクリニックに来たが、本人はしゃべりたがらない。一度目は問診にはならなかった。

次は、メモ用紙に症状を書いてもらった。

そのメモ用紙を前にして少し話をすすめられた。

「薬を出したいので、もっと話を聞かせてね」

と頼むと、かなりしゃべった。「けっこう、しゃべったね‼」と言うと薄笑いを見せてくれた。

もしかして焦らなければ、治るかもしれないと、直感が走った。次に来た時も、いっさい不登校の話はしなかった。

スマートフォンの話をした。

「スマートフォンをのぞく時間が長ければ、長いほど、目から脳を刺激して、脳疲労が起こってしまう。

床に入っても、寝つけなくなってしまうんだ！」

と話をすると、本人も納得した。

自分の病気の理由が、明らかになった。その時点でスマートフォンは、一日、一時間の使用程度にしてもらった。

彼女とは、どう勉強を追いつかせるかを次回話すことにした。それまでに、自分なりに、「勉強を追いつかせるプランをたてなさい」と言って別れた。

自分の中で、固まりつつあるコンプレックスを少しずつ取り除くことで、一歩前へ出られる。その時が、登校できる一歩となる。

彼女の場合、勉強の遅れの不安を取り除くことで、一歩前に出られると考えている。

何でもできることからやってみよう！

誰だって、不登校になりたいと思っていない。
学校に行けないその理由を、家族で話し合おう。
家族に話をしてくれない時は、専門医の指導を受けるのも、手だての一つである。

不登校になると、自分のコンプレックスを固めて、一段と強くしてしまい、大人になっても引きこもりをしてしまうこともある。

学生の時は、まだ自我が未熟な時だから、説明をして、納得を得て本人の理解につなげると良い。

本人のコンプレックスは、一生消えないが、自信がもてるゴルフ、テニス、水泳、ダンス、絵を画く等、また、文章を書く、縫いものをする、等、ひとつで良いので、できることから始めてみよう。

いつか！　ふたつできることが決まると、本人のコンプレックスは、できることの影に隠れてしまう。できることが決まり、自信がつく。

「周りから見ると、できることが上手すぎて、すごいと思われる」コンプレックスがあることを信じてもらえないまでになる。

ただ今不登校中に、できるだけ多くの本を読んでみる。

その中から興味がある事柄を本気でやってみる。

誰でも好きな分野を毎日一〇年間やり続けると、専門家への門が見えてくる。

不登校になったから、人生が決まることだってある。

夢と希望を持っているのが思春期である。

何でも、やってみなければ分からない！

僕の中学の同級生で、勉強もスポーツもできなかった彼は、学校を休みがちだった。それが今では商売をして、ビルまで持つ会社を経営している。

同級生だった彼を見て！　すごい能力を秘めていたんだと思い知らされる。

だから、何でもやってみないと分からないと思った。

「テクノストレスとうつ病」との関係

現在の小中学校生の人たちは、生まれた時から、身の周りにインターネット、スマートフォン、パソコン、ＴＶゲーム等がある。

日常生活で普通に使用している。

目から入る画面から脳疲労が起こりやすい状況で暮らしている。

目から直接脳に刺激を受けると人の身体に異変が生じる。

毎日、長時間スマホ、パソコンをやり続けると!

耳鳴り、吐き気、手のはれ

頭痛、視力低下、肩凝り

視力の低下が多く、休日はメガネ店に小、中学生が押しかけている。

脳疲労が自律神経を乱すことで、多くの症状が発生してくる。

脊髄の両サイドの交感神経と副交感神経が揺さぶられる。

それが、自律神経を乱れさせる。

人の生命を守ろうとしている自律神経が乱れる。そうなると体に多くの悪い症状を出してくる。人それぞれ症状の出方が違う。

●目がかすむ、物が二重に見える。↓乱視の人
●頭痛になる人
●下痢になる人

個々の弱い所に症状を出しやすい。

「スマートフォンの長時間使用が悪いのか？　ほうっておいてよ‼　余計なお世話だ」と心の中で叫ぶ人もいる。

その気持ちは分かるが、一度、症状が発生すると、なかなか治らないのが「脳疲労からの、テクノストレス症状」である。

機械の使いすぎによるテクノストレス症候群が症状として出ている。

目のかすみは、機械（スマートフォン、インターネット、パソコン、TVゲーム）の使用をやめてしまえば、治せる可能性が高い。

機械使用によるうつ病、心身症は、外から見た目には普通の人である。診断書を学校に提出しても、ずる休みとしか受けとってもらえない。本当にうつ病を出していて、「朝、起きられない、服を着られない……」そんな病気など「ない」と思われてしまうこともある。不登校になっている状況は、心の問題を起こしている。例えば、他人と接することが怖い、教室に入ることで、吐き気を出す。気分障害も、心の内側に問題を抱えこんでいる病気のひとつである。今、中学生、高校生に気分障害が多く見られる。

その原因は、生まれた時から機械化の中で育っているから。幼い頃からTVゲーム等をして育っているから。

人と接することが苦手になってしまっている。

●一人遊び！

●誰にもイジメられない。

●一人で好き勝手に遊べる。

●自分自身が傷つくことがない。

人に合わせることが面倒臭い、そういうことから逃げて育つことで、少し煩《わずら》わしいことにぶつかると解決できない弱さが出てしまう。

精神力の弱さが心の病へと向かわせている現在である。

コロナ問題が起こっている、ここ一年八カ月間、一人遊びが加速している。

コロナうつ病は大人だけではなく、中学、高校生にも出ているのだ。

その理由！　としては、

●外で友達と遊んだり、話をする時間がない。

●挨拶程度で、二～三分しか他人と話をしない。

●声に出して話す、胸の内を話せる友達が少なくなっている。
友達は、受験勉強をしているのだろうなどと憶測で答を出す。

声に出して話をすれば、体のストレスが消えていくが、コロナでマスク生活のため、マスクをしたまま長く話をしたくない。

そうした気持ちもあり、一人行動になっている。


人に気を使わなくて良いが、帰宅すると、何かを誰かと話したい！

しかし、その誰かが見つからない。

コロナうつ病になる前のうつ症状で、考えがまとまりにくく、ぼんやりした気分で、心が曇るという特徴が出やすくなる。

小、中、高校生のコロナうつ病対策

一人でもできることがある。

●早歩き、散歩（朝の二〇分）、汗と共にストレスが出る。
●ランニングなら一五分間、人の少ない場所で「マスクを外して走ろう」。
早歩きでも良いが、自分の体と相談して続けられることにしよう。
●イメージは、体の内側に溜まっているストレスを、汗と共に出すような感じである。

うつ病を解消したくても、対策が見つからない人は、美しい写真がいっぱいの本を図書館で読んでみる。

目に美しい写真が入ることで、脳が刺激されてドーパミンが分泌される。

コロナが終わったら、この写真の国へ行ってみたい‼

夢がふくらむ。目的がひとつできることで、前に向かって歩ける。

目的がひとつできると、その国の言葉を勉強したくなる。

二つめの目標ができてくる。

その国の食べものが日本で売っていないだろうか⁇
街を検索する。検索すると、人に尋ねる会話もついてくる。
三つめの目標で行動範囲が広がっていく。

自然に外出できる状況ができる。
コロナうつ病は改善されていく！

毎日ランニングや早歩きをする。
するとある日、自分の感性の一部が「ノック」される。
自分に合った店、美味しそうな店を見つけたりする。

好きなことを見つけたいと焦っている時は見つかりにくい。

あきらめて、早歩き、ランニング等をしているとある日、予測もしないで、好きなことに「ぶつかる」

好きなことを「見つける」ことができる。

才能の門がひらく閃《ひらめ》きは、予測もなしにやってくる。

スポーツセンターで知らない中年の男性が「君‼　筋がいいね」と言って立ち去った。

そのひとことが耳について仕方がない。

それで始めたことが「プロ」になるきっかけだったりする。

どんなに才能があっても、人に嫌われると、次の段階はない。

そこで、上手な挨拶を、声を出して、家の中で幾通りか、やってみる。

声を出して、挨拶と自己紹介もしてみる。

いつしか、コロナうつ病で引きこもりになっていた自分が、外に出てみたくなるかもしれない！

人生は、うまくいかないから、なんとかして、うまくいきたいと思う。苦戦するから、人生なんだと思えば、失敗は怖いものではない。

コロナうつ病対策は、病気だけに焦点《しょうてん》をあてないで欲しい。

自分の素材を元に、自分のできることや、好きなことはなんだろうと巾を広げた気持ちをもって欲しい。
予定より早く完治できたりする。

中学、高校生の皆様は、心も頭も柔軟であるがゆえ、予定よりも早く完治できたりする。

これが、だんだん歳を重ねてくると、頑固に固まった心と頭は、体に良いとされる話をしてさしあげても、「うん、まぁ〜」としか返答が来ない。

行動を伴うことは、したくない様子である。

かなり面倒臭く感じるらしく、うつ病を抱えても、足踏みしている人が多く、なかなか完治しにくい。

勉強上手になろう

国語の漢字を覚えなくてはいけない。

英語の単語を覚えなくてはいけない。

「わぁ〜、苦手だ！」

やりたくない、自分が前に出てくる。
寝ころんでしまう。勉強がすすまない。
その気持ちは分かる。

人には、二人の自分が住んでいて人の心を迷わせる。

一人の自分とは……努力する自分
もう一人とは……怠《なま》けものの自分

その二人とどのように向き合うのかで、「国語と英語」は一〇〇点近くになるか、三五点しかとれないかが決まる。

今は、勉強のできる人の話ではない。普通の点数をとっている人を中心に話をしている。

それを一〇〇点までに上げていく勉強の向き合い方の話をしている。

二人の自分のうち、一人の自分が「勉強したってできない、続かない、無理、無理」ともう一人の自分を押しのける。

「そうか‼　無理か？」と諦《あきら》める。

だから点数がとれない。


できないのではない。最初からやっていないので、自分自身の葛藤に苦戦しているだけの日々で、一年生から二年生になったりする。


「いよいよ！」

「受験になる三年生！」

上手な勉強を毎日やってみよう。


漢字で説明しよう。

例えば、薔薇《バラ》
できるだけ画数の多い漢字を見つけて書いてみよう。

「覚えてたまるか！」と口に出して言う。

薔　この字は、中央に「人と人」が二人住んでいるではないか。

上の草かんむりに、人が二人いて、口が二つ下にある。

なんだ！　それだけの話ではないかと、口に出して言うことが、脳を刺激して記憶に残る準備ができた。

覚えてたまるか！　と口に出して言いながら、
薔　という字を書く。

「覚えてたまるか」と口に出して言いながら、
薔薇《バラ》を五回以上書いて下さい。

それを二日、三日やり続ける。

「覚えてたまるか」と口に出して言いながらやってみて下さい。

このように言うことで、脳に重圧がかかっていない。
何度も書く作業をすることで、視覚に焼きつく。
同時に指先を使い、脳を刺激している。

「動作が加わる」そこで、一生の記憶として、脳に保存されて長期記憶として
脳に一生仕舞われる。

皆さんは明日からテストだと言って、一夜で多くを覚えようとする。

テストが終わると「えっと何だったっけ??」

と覚えていない。

それは短期記憶を使い、勉強したから、数時間で消えてしまう仕組みになっている。それが短期記憶の特徴である。

点数を取得するには、長期記憶でなくては、受験の時に全部忘れていたり、あやふやな答を書いてしまうことになる。

勉強をはじめて、すぐ多くは覚えられないが、毎日続けることで、長期記憶として保存される。

スピードが増してくる。

人の脳は、トレーニングされていき、覚えるコツを覚えてしまう特長がある。

だから、小学生、中学生、高校生とスピードを増して覚えることに時間をかける。

なぜ！　小、中、高と分かれているのか、脳の発達状況で教科書が組立てられているからだ！

なぜ小、中、高と分かれているのか。それは、体が発達していく状況が変わるから、それに対して、運動量を学年に応じて分けているからだ！

勉強が面白くなった時、突然雷が起こる！

勉強は、知っていない世界を知っていける無限の可能性を秘めている。

段々と、勉強が面白く、感じるようになった。

その時、起こるのが！

雷《かみなり》である。

どういうことか！

脳で、長期記憶が多く保存されていく。


二年目、あるひとつを覚えたことで雷が起こる。


稲妻が走ると、分からなかったことがいっきに結びつく現象が起こり、分からなかったことが理解できる。

それと共に、閃《ひらめ》きが生まれる頭になっていく。

三年前に、考えても考えても意味が分からなかったことが、あるひとつを覚えたことによって、稲妻が走る。


同じ自分が良く変わっていく姿は、三年過ぎた時に、結果が出る。

すると、今まで多くのコンプレックスに悩まされていた自分は、どこに行ったのだろう。できる自分の影に隠れてしまう現象が起こり、できる自分が前で構えて堂々としている。勉強で知識力を高めると自信がついてくる。あの自分を悩ませていたコンプレックスは、どこに行ったのだろう。

こうなると、だいたい「心の病」は完治に近くなる。

人を迷わせ悩ませる苦痛の多くは、自分のコンプレックスの拡大で起きている。

できないと思っていることが、できたら「奇跡」に近い喜びにつながり、今までの苦痛が輝きに変わる。

自分が思っているほど、自分はつまらない人間ではない‼

4章
社会人を襲う「コロナパニックうつ病」

今までとは違う「うつ病」の怖ろしさ

コロナ問題が発生してから次々と店が閉まっている。

●経営者と、働く従業員
●店に品物を製造して納品する会社
●配達する運転手さんたち

ひとつの店が閉まると多くの人たちが働く場を失ってしまうことが分かるように……誰が、この先を考えてくれるのか。

季節が夏ならそんなに淋しくない。

植物も、動物（人間）も生命の中に生物時計が組み込まれているが、その時計が春から夏に向けて活発に働き、淋しさを感じさせない。

しかし、秋から冬にかけて、活発だった生物時計の働きがゆるくなり、冬眠に入る仕度を始める。

すると、人は悲しさを感じるようになる。

秋も深まり冬にかけて、意味もなく、北風がもの悲しさを感じさせる。

普通の状況であるならば、人恋しさから新しい恋人同士が誕生するのが秋、冬である。

コロナワクチン接種は進んでいるが、「変異株のウイルス」が急速に増えていて、コロナ終息が見えていない。二度接種が終わった人でも、三度目が予定されてきている。

明日をどう生きるか？

悩む人たちにとって、秋から冬にかけて、コロナうつ病を発生させるリスクが高まっている。

冷たい風が吹き、仕事もない、お金が底をついてくる。心が焦《こ》げつく、「もう生きていても仕方がない」と思う。誰でも追いつめられるとパニックになる。

そこに北風という季節が追い打ちをかける。

悪条件が三つ重なると、誰でもうつ病の発生になる。

(1)仕事が見つからない。
(2)悲しい北風が吹く季節。
(3)お金が底をついてくる。

僕が、非常に心配していることが、ひとつある。

今までのうつ病とは異なる、パニックうつ病が発生してくる。

誰も聞いたことのない「パニックうつ病」について、初めてここで紹介させていただく。

今までのうつ病は、日数をかけて悪化し、最悪な場合は自殺に至った。

今回初めて紹介するパニックうつ病は、追いつめられて、突然、自殺するケースがある。

自殺とは関係ないと思われる生物時計が大きくかかわってくる。

不況（お金がない）状況のステージに北風が吹く。

そうすると感情のコントロールができなくなり、悲しみが襲ってくる。

春から夏にかけての生物時計は、冬とは違って悲しさを感じさせない。
ところが、北風が吹くと悲しみが襲ってくる。

振り子が大きく揺れる。
誰にも何も告げることをしない。
パニック状態で、いきなり飛び込む！　飛び下りる！
そんな一瞬の出来事が起こると予測される。

今までは、お金がなければ、借りる相手がいた。
コロナの影響で、誰もがお金がないと思うと、お金を借りる先がない。
社会背景にも北風が吹いている。
そんな状況で追いつめられ方が激しくなっている。

●家族が困る。

●友達に迷惑がかかる、などの「考えられる状況」があれば、自殺はくい止められる可能性が高い。

パニック状態を悪化させる元凶とは

パニックうつ病は、次のような形で発生する。

次の仕事が決まらない。
預金残高が数千円。
友達に金の話をした。
（考えてくれると言ったきり返事がない）
家賃どうしよう。
ローンどうしよう。
車も売った。

あとは売るものがない。

生活保護を受けたい。相談には行ったが、今の住まいでは生活保護が受けられない。

同時に悪条件が重なると、三週間でパニックうつ症状が出る可能性が高い。

体の機能が悪化する。

何も考えられない状態に陥いる。

もうろうとして、ホームから線路へ一瞬に飛びこむ。

本人は死ぬ意志はない。

何も考えられない。追いこまれた状態になる。

普通のうつ病は不眠から始まり、食欲の低下となり、体がだるくなる。

「病院へ行った方が良い」と思う。

診察を受けて薬を処方される。うつ病と決まる。

ところが、パニックうつ病については、病院へ行くことすら思いつかない。明日のお金をどうするかしか考えられない。

また、本人も心の病に入っていることを知らない。なぜなら、お金のやりくりを毎日一カ月ぐらいしている。別の仕事探しをしていて、くたくたになっている。

心の病が自分自身を襲っているとは、思っていない。医師の所へ行く理由が、本人にしてみれば思いつかない。それほど、お金のやりくりに忙しいのである。

コロナパニックうつ病で、突然亡くなっても、「遺言・遺書がないのも不思議ではない」。

本人も死ぬとは思っていないからだ。

一瞬の直接行動を起こしてしまうのがコロナパニックうつ病である。

なぜ直接行動になるのか?

本人は三週間も金策を考えている中で、ほとんど睡眠がとれない状況だった。そのため、頭も心も、もうろうとしている。そこに、電車が走ってきた。

又、高いビルを見つけると、「死んだら、この辛い状況は終わり、楽になるだろう」と思う。何も先のことが考えられない。考える余地がなく「飛び込む、飛び下りる」行動に出る。

人に金策の相談ができない。

高い壁を作っている。

他人もコロナの影響で、金策に走り回っている状況を見ているだけに、話せない壁ができている。

もう一つは! コロナの影響で、人との付き合い方が距離を置くようになっている。

そのせいで、助けを求めたくても遠慮する形にもなっている。

自分自身のことで、個人、個人が大変であるがゆえに、助けを求めにくくなっている。

少なくとも、愚痴《ぐち》をこぼす相手がいたら、パニック状態は少しは防げる。

一般市民の方々も大変であるが、経営者の人たちは、話せない苦労を抱えている。

「二〇二一年二月」に出した、支援金申し立て書。今も支払ってもらえていない店もある。

苦情の問い合わせをしたら、「ただ今、審査中である」との返答はあるが、未だに払ってもらえない店も多い。

一時的でも、お金を何とかしてあげないと本当に心の病を発生させてしまう。

コロナ患者が増えるたびに、新たな宣言が出され、酒の提供ができなくなる。

こんな状況では、コロナが収まる予測がつかない。


店を開けたと思ったら、再び酒が提供できなくなる。

このような状況を四回もくり返すことで、経営者さんとそこで働く人たちが、別会社の出向に出されたりしている。


コロナ宣言が解《と》かれると、元の職場へ帰ることで、経営者と共に働く人たちも、先々の不安で気持ちが大きく揺れる。

そのことは、全てお金、収入に関わっている。

そこで、自律神経に乱れが生じる。

一度であれば、仕事だから仕方がない。

営業の幕を開け、二週間でまた幕を閉じる。

誰でも、自律神経を乱してしまう。

くり返しでコロナウイルスの宣言が出される、半年間で何度も同じ状況が続く。金策の目途が立たなくなっている店、会社が多い。

金策の目途が立たないと、人はパニックに陥ってしまう。

コロナパニックうつ病は、他のうつ病と異なり、金策の問題が根底にある。

それも、一万、二万円の金額ではない。

助けられるのは、銀行と、政府しかない。

だが申請を出しても、借りるのに日数を要する。

パニック状態の人たちにとって、申請書が通るかどうか待っていると気持ちが揺れる。

その揺れが、パニック状態を悪化させてしまう。

今年の秋から冬にかけて、冗談ではなく、倒産する会社が増える。

そこで、働く人たちは、突然解雇になる。

住んでいる会社の寮を出ないといけない人もいる。

自分のマンションを売って返済に回す人も出る。

寮を早く出される理由は……会社の寮を競売にかけて、早く会社の損失の穴埋めをしたいから。

コロナパニックうつ病の原因として、刻々と変わる環境変化に心がついていけない。

それに加えて、お金の問題。
＊家賃が払えない。
＊引越しする場所とお金がない。
＊ローンの返済が続かない。
＊買った家を手離さなければと悩む。

コロナパニックうつ病の怖さに注意して欲しい‼

「コロナパニックうつ病」にどう対処するか

仕事の上でも、一回でも金策に苦しむことがおきた場合、その時点で、早目に銀行の融資を受ける相談をすることである。

オフィスならば、家賃の安い所へ移動する。

コロナ問題が長引く時間を、いかに乗り切るか、早く対応が必要。

それが生き残りをかけたやり方になる。

コロナ問題がおこる。

二年前までは、日本全体が一流思考であった。

その習慣もあり、一流ビルで高額家賃も払うことに抵抗もなかった。

そうした習慣からオフィス移転で小さな場所にするには、心の葛藤があるだろう。


しかし今は、見栄を張っている場合ではない。

生き残りを考えて、すばやく行動するしかない。


そして、仕事の内容に柔軟性をもって、取り組むべき時に来ている。


自分の会社や店が柔軟性をもって対応するならば、何が必要か？

生き残るための原点を考えよう。

例えば！

高齢者さんが、買物に行くのが大変である。

そこで団地の理事さんと話をする。許可がもらえたら、団地の中で生活用品や食品を販売してみる。

一台の車に二人乗りこむ。足の不自由な人には荷物を部屋に届けてあげる。
店番と配達とを交互に行う。

買って頂いた人に、次に持ってくるものと、金額を聞く。
女性の高齢者さんからの希望が出てくる。

- ズボンで二〇〇〇円までのものを見つけて欲しい。
- 靴の転びにくいもので二五〇〇円までのものが欲しい。
- パンツと使い捨て紙オムツを見つけてきて欲しい。

注文をとることで、雑貨の売れ筋が分かってくる。

人間が生きるには！
店と客とがつながる。心ある施《ほどこ》しによって商売が安定してくる。

今までは売ることだけに専念していて、ほとんど施しが見られなかった。
コロナをきっかけに商売も変化していく時代に入ってきていると考えられる。
テイクアウトと配達が伸びてきている。
そこには、時代の流れが変わろうとしている。見本の一角であるととらえられる。
柔軟性をもった考え方で今を乗り切ろう。
新しいことをやろうとする、その考えにワクワク感が出てくる。
そのワクワクした気持ちこそが、コロナパニックうつ病を発生させない秘訣である。

社会人予備軍のコロナうつ病が増えている

大学生の一番の楽しみは校舎へ通うこと。
友達を作ること。アルバイトをして、自分で収入を確保すること。
しかし今、大人への階段が閉ざされている。
オンラインの勉強が続いている。
学校に通うということは、
「自分は、この大学へ入学できた満足を味わう」ことである。
一面で、プライドを確立させて、人間形成をさせる場である。
友達に嫌われないようにする、人間関係を作りあげることが、人間形成の役割である。

しかしコロナ問題の発生により、アルバイトの収入が無くなった。

それだけではない。友達との付き合い方でも、遅れがちになっている。「精神面の遅れと、孤立ということになってきている」そうした内容から「いつ自由に学校へ通ったり、又アルバイトができるのだろう?」と思って、うつ病になる大学生が出ている。

うつ病の原因は、それだけではない。社会全体が不況に陥《おちい》っている。就職活動ができづらくなっている。コロナ問題が長引くことで、大学生の心が慢性的にうつ気分を作り出している。

そこへもってきて、食費の節約をしている。栄養バランスが崩れている。不眠になりやすい状況でうつ病を発生させている。

本来なら、IT企業を目指していたが、自分の希望通りの就職は難しいかもしれない。

内定が決まるなら、そこへ行くべきか？　など悩む状況があり、うつ病を発生させている。

「社会人になって、やっていけるのだろうか？」と悩みながら、就職活動をしているが、なかなか内定をとれない。

自分自身を見つめながら落ちこんでしまう。

悩みを話せる友達も少ない。

相手の友達も、就職活動で苦戦しているだけに、自分の悩みも言いにくくなっている。溜まるストレスを吐き出す場所がなくなっている。そうした慢性的な不満と不安で、うつ病の発生につながっている。

もうひとつの理由として、

中学、高校と大学受験を目指してやっと大学に入れた。

だが、夢に描いていた大学生活とは違っていた。

それに加えて、就職活動で内定が先伸ばしになっている。

「いったいこの先どうなるのだろう⁇」

その不安が毎日続いて、自律神経の乱れを生じさせている。


大学生の人たちは、目の前の悩みの壁に向き合うのが精一杯で、自分自身がうつ病を発生させているなど、想定外である。


そこで、うつ病放置になってしまう。自分の部屋から出られなくなる。

食材も、買いに行けなくなる。

親に電話して来てもらう。部屋はゴミが散乱している。部屋が悪臭がただようようになっている。親は腰を抜かす。

親も、我が子が、うつ病にかかっていることは知らない。

そんな、こんなで、「うつ病」と判定されるまでには、重症のうつ病になっている。

うつ病の重症化は、「半年や一年間、治療が必要となる」。

それでも早い方である。

場合によっては、就職できなくなる。

もし入社が決まっても、他人との人間関係でうつ病を発生させやすくなっている。長期休暇を認めてくれる会社は少ないために、退職するしかなくなる。

スマホ生活を読書生活に切り替えよう

大学生たちの就職活動に大きく影響を受けるであろう、冷えこんでいく経済社会が待っている。

先を見すえた就職活動を考える必要がある。
今の考えから、さらに柔軟な考え方と行動が必要である。
第一希望の就職活動をしつつ、自分は、何ができるのか⁇　考えるべき時にきている。

今までは、大きな受け皿の大企業が自分たちを受け入れてくれていた社会があった。
しかしコロナ問題が長びくことで、大企業も先行きの見通しがたたない状況にある。

就職率が下がることも考えておくべきである。
多くの会社を回っても内定が決まらない。
誰でも、落ちこんでしまう。
そうした状況で生活すると、悩みが多く発生してしまう。

知らず知らずにコロナうつ病にかかってしまう恐れがある。

いざ、内定が決まっても、うつ病で会社に行かれない、となると、生活困難になる。

今の状況下では、「心のケアー」が大切である。

コロナうつ病にならないための対策として、

●食事のバランスに気をつける。

●睡眠を十分に取る。

●心のストレスを吐き出す。「早歩き、ランニング等」運動を毎日三〇分行なう。

●前向きになれる「本」を読もう。

●人の歩いていない所で「あいさつ・自己紹介・特技」を声を出して行うことでストレス解消になる。

今は、スマートフォン、オンライン等、機械社会の中で生活している。テクノストレス症候群にすでに患っていたりする。

「鳴っていないのに、ケイタイ電話が鳴っている」と思ってしまう。幻想振動症候群や、機械の使いすぎから動悸、めまい、吐き気が出てくるテクノストレス症候群にかかっている人は、他の症状も発生しやすい。

目のかすみ、頭痛、頻脈、下痢等、自律神経症を出しやすい人たちは、コロナうつ病にもたやすく患りやすい。複合症状を出してしまう。そうすると、就職活動中に急に下痢で悩まされる。

できるだけ、脳疲労を出さないために、スマートフォン相手の生活からリラックスできる読書に切り換えよう。

読書をすることで、本の中で想像力が活発になる。

そのことで、いつも使われていない脳（前頭葉）が使われる。

そうなると、気分がはじけて、脳からドーパミンが排出し快感が得られるのだ。


深い睡眠が取りやすくなることが「うつ病予防の基本である」。

気分が高揚する朝の散歩、読書、映画観賞、等、自分がリラックスできる時間を毎日取り入れよう。


誰もが、イライラして暮らしている。そうした時は、コロナうつ病だけでなく、他人から暴力を振るわれたりする。

「行動と言葉」に注意する必要もある。


注意点！

大学生は、大学に入学するために、中学、高校と猛勉強をしている。

その時間の中で、「大学入試」に失敗したら、どうしよう‼　と、見えない重圧のプレッシャーがかかっている。

重圧ストレスによって、心身症という「心の病」を患っている人が多い。

症状は、下痢、胃痛、腹痛が多く、中には多汗症の症状を出している人もいる。

その時、心の病と気づかず、腹痛の薬や、下痢止めを薬局で買って飲んで、一時しのぎをしている人も多い。


そして大学生になり、希望と夢を膨らませていたのにコロナの影響で、お金をかせぐ（アルバイト等）夢ができていなかったりする。

まだか？　まだか？　とコロナの影響が続く。

中、高校生の時の「心の病」の基本ができあがっている上に、コロナ問題の壁が立ちはだかる。

すると、簡単にコロナうつ病を発生しやすくなってしまう。

そんなこともあろうかと思い、大学生のかかりやすいコロナうつ病を取り上げさせてもらった。

いずれ……社会人となって、対人関係（同僚や上司）で悩むことになると、簡単に「うつ病、又は心身症」を発生してしまい、せっかく入社できたのにそんな理由で、退社することになってしまう。

実は、入社して、半年間、長くて一年間以内で退社する新入社員の割合いが高い。

その理由は、対人関係がほとんどである。

だから、大学生のうちに、体調が悪い時、「心の病」も疑って、治して欲しい。そして恋をして結婚して、良い家庭を築いて欲しい。

それには、心の健康管理が大切になってくるのである。

5章
新しい時代をこうして生き抜こう！

本当にコロナ戦争が始まっている

オリンピックも終わった日本はどうなっていくのだろう。

誰もが知りたい、新時代である。


生きるために万引きをする。

「ソーセージ一本、ポケットに入れる」

それを待っている妹に食べさせる、小学生のお兄さん。

両親は、共稼ぎだったが、コロナ問題で、父親が仕事を失った。半年過ぎても父親の仕事が決まらない。

生活を切り詰めるがゆえに夫婦喧嘩が毎日起こった。

母親に暴力を振るった。目のまわりが紫色に腫れた。

仕事に行けなくなった母親は夫に離婚届を突きつけた。

夫は離婚届にしぶしぶ名前を書き、印鑑を押した。

母親が子供二人を引きとった。

しかし母親は満足な食事を作れなかった。

腹一杯食べさせたいが、お金に余裕がなかった。

警察から電話があった。

母親はスーパーマーケットに子供を引きとりに行った。

たった一本のソーセージを妹に食べさせたかったという子供の話に胸が痛んだ！

子供の貧困が増えている今は、生きるための万引きが起こっている。

日本経済は、コロナ問題が長時間になればなるほど、冷え込んでしまう。

職を失う大人たちが多くなると、早いか、遅いかの差はあるが、子供の貧困はますます増える。

オリンピックが終わっても、ワクチン接種がまだ終わらない。そうした時、次に、今度は強い変異株コロナウイルスが追いうちをかけてくる。

テレワークをすすめている政府ではあるが、テレワークで済まない仕事もある。働き方も変わりつつある中で大人たちは、機械、ITに苦手な人も多い。

苦手な働き方を余儀なくされる。ストレスでテレワークうつ病を発生する人も出る。苦手な機械類の画面に向かうことで、長時間労働をして、機械に馴れようと努力する。

そこで、テクノストレス症候群とテレワークによるうつ病の複合症状を発生してくる。

症状として、
「頭痛や眼のかすみ」
「下痢や不眠」
「強い耳鳴り、めまい、吐き気」

一人の人に、二、三種類の症状が出るという複合症状が起こってくると考えられる。

大人たちが仕事に出られなくなる。子供たちの貧困につながる。
戦後の情景が、今よみがえる。
親を戦争で亡くした子供たちは、食べものがなくて困った。
そんな状況とよく似ている。

コロナ問題で、職を失った人たち。日数が経つにつれて、貧困に追いやられる。

　車と立派なビルと美しい店が並ぶ風景がある現在では、皆が裕福に見えるが、日々コロナの影響で貧困になっている。

　いち早く新しい時代の流れを、読まなければ、さらに貧困になってしまう怖さがある。

　時代の流れをいかに読みとれば良いのだろうか⁇

　今までは、大企業のお金に余裕があった。

　多くの雇用される人がいた。

　入社すれば、生活の安定があった。

　二〇二一年秋から冬にかけて、ここからは違ってくる。

　大企業もコロナの影響で雇用しなくなってきている。

例えば、一〇〇人の応募者のうち、採用は三人、残り九七人は次の仕事先を探さなければならない。

時間だけが流れ、仕事が決まらない。

今までは、人が行く流れに乗って、雇用はあった。

「一流大学に入り、一流会社へ入社。それを目的に勉強した」。

ここへ来て、そういうことがあり得ない状況になっている。

店舗を広げて来た会社であっても、店を閉めるようなことになっている。会社が守りの態勢に入る限り、雇用の窓口は狭くなってしまう。

バス会社だって、コロナの影響で観光ができない。会社にはずらりとバスが駐車している。

運転手さんを半年、一年、守ってきたが、さらに長びくコロナの影響で、長年務めた人も退社に追いこまれた。オーナーさんたちは、銀行の融資を受けるため、走り回ってきた。

そんな苦しい中では、一般採用は、先の先の話になる。

眼には見えないコロナウイルスを相手に戦う。

本当にコロナ戦争が始まっている。

近代化された街並みが、コロナ戦争なんか始まってはいないと錯覚させている。

そのことに、今いち早く気づくべきである。

企業さんも、店も、やればやるほど赤字、赤字になっている。コロナ戦争以外の何ものでもない。

新時代を生き抜く対策

この時代を生き抜くには、人の流れに身をまかせていては駄目である。

●自分に何ができるかを考えよう。
生きるためには、食材が必要になる。
少しでも安い野菜を農家さんからゆずってもらう。
それを商売にできないか⁇　等を考えてみる。
●生きるためには生活用品が必要である。
●安くトイレットペーパー、生理用品、オムツ等を仕入れられないかを考える。
●自分が得意とする物作りを本格的にやって売ってみる。
●自分で何ができて、何が売れるかを考える。
パン作りもひとつと考えられる。

前の戦争が終わった後の焼け野原で、大きな鍋で「すいとん」、小麦粉をこねる。
だんごにする。水と野菜のスープにこねたダンゴを入れて煮た。
その「すいとん」を、並んですすって食べた。

味などおいしくない！　と思うが……
腹がいっぱいになれば、それで満足であった。

今の人たちは、美食社会で生きている。
とても貧困な味には耐えられないであろう。

でも貧困に教えられた味だってある。
その究極の美味しい食べものは「おにぎり」だったりする。おにぎりひとつがいかに美味しいものかわかる。

●自分でできる「おにぎり屋さん」だったりする。
●安くて、お腹いっぱいになる「カレーうどん」だったりする。

新時代は、個々が活躍する場になる

新時代になると、個人が活躍する場に塗り替えられていく。
「店を構えてお客様に来てもらう」形式が変わる。
例えば！　こちらからお客様の所へ出向く形になるだろう。

雑貨、日用品をトラックで運ぶ小さなデパート
おでん販売
洋服、大きなサイズ屋
人が待っている日曜、祭日、だけ。
不便な所又は、高齢者向けに、商売をする「大きな服、靴、オムツ・・・・」
農家の庭を借りて売る。

帰りに農家から野菜を仕入れる。

トラックで野菜を売る。

次に行く市町村で「服、靴、オムツ」に加えて、とうふ、油あげ、野菜を売る。


個々が活躍をすることで、「心の病」を遠ざける。


明日、何を売りにいくか？

考えて、売れ筋を想像する。

脳は、エキサイトした時の分泌物「ドーパミン」や、うつを予防する「セロトニン」を排出する。

血液にドーパミン、セロトニンが流れ出すと、よっしゃ‼　頑張ろう‼　とヤル気を出してくる。

「コロナうつ病」になりにくい生活状況ができる。
何もしないで、コロナが終わるのを待つ人との差が出る。

家族の中で裁縫が得意な人は、

エプロンやスカート。
細い人でも太っている人でも着られる便利なスカート。
街で売っていないものが売れ筋になる‼

どんな物が売れるのか想像することで、知恵はどんどん広がる。
明日への夢が広がるもので、人に対して、「助かった」と思わせる施《ほどこ》しが、
組み合わさって商売は成立する。

先ほど話したことではあるが、もう一度。

●人は、個々の個性が違う。
●考え方も違う。
●得意とすることも違う。
●センスも違う。

だから、同じように見える商売でも全部違う。

やっていて自分が楽しくなければ、お客様は楽しくない。

昔の話だけれど——
戦争が終わった。おやつなどない。
戦後、しばらくたった頃だった。
米菓子屋、「ポンポン菓子」が村に来た。

ポンポンポン
強烈な音で、耳をふさいだ。
人々が蟻《あり》のように集まってきた。
はんごうに米とお金を握ってきた。
定かではないが、皆、笑顔で楽しげだった記憶がある。
大きな真黒の「鉄の筒」から真白の米が膨らんで出てきた。
そんなに美味しいものではなかったが、……強烈な音に引き寄せられた。

僕は大都会に産まれ育った。

六歳から毎年、一人で夏休みは、茨城県の常陸太田駅まで行った。駅で祖母が待っていてくれた。

親が男の子だから、しっかりさせたくて、一人旅をさせた。

あの、ポンポン菓子を新宿でやったらどうなるのだろうと学校で想像したら……笑いが止まらなくなった。

先生にひどく叱られたが笑いが止まらない。

小学校の時にクラス委員だった。

そのせいで、皆の前で、こっぴどく先生に叱られた。

クラス全員が、笑いが止まらない僕を見て、皆も笑い出した。先生が手のつけようもなくなった。

全員一時間、自習しなさいと言って、先生が教員室へ帰った。

もしあのポンポン菓子を新宿でやったら、警察騒ぎになるかもしれないと想像してしまった。

僕の大失敗が、今も落ちこんだ時に懐かしくよみがえり、僕の心を明るくしてくれる。


商売とは、「必ず美味しいものでなくても売れる」

と、その時思った。幼い記憶が今も生きている。

毎日を楽しく、目的のある生活に変えていこう

今の状況では日本経済がますます冷えこんでしまう。

「会社や同僚や上司に頼れなくなる」

人と人とが接近できない状況にある今は、一人で悩む。

先々の不安感が強く出る時期である。

従って！　コロナうつ病にかかる要素が高い。


人々の心に明るく笑えることが少ない。


だから、自分で楽しくなる日常の工夫が今よりいっそう必要になる。

楽しくなる要素の大部分をしめているのが「自分が稼げる」かどうかである。

●恋人と会う。
●家族と美味しい食事をする。
等の日常で使うお金が沢山ある。
●別にどこかに行かなくてもお金の余裕があれば、不安はなくなる。
その反面、
●コロナ問題が長引くことで、仕事がなくなる。
その不安感が心に広がり、誘われても出かける気分になれない。一人で居るとますます落ちこむ。
日々の生活で‼　知らないうちにコロナうつ病にかかってしまい体調が悪くなる。

〈症例〉
四一歳の主婦。
子供を二人育てている。

一年半前までアルバイトをして子供を「学習塾に行かせていた」。
しかしスイミング教室もコロナで行けなくなった。
その費用で、家庭教師をつけた。
コロナが終息するまで、アルバイトの仕事がなくなった。

蓄えが毎月減る不安から、生活費の節約と食費を安いものに切り替えていっている。
そんな不安の中で、夫の仕事も減り、給料が少なくなった。
夫が話すには「会社が生き残りをかけて全員の給料が減らされた」。
やっていけないと申し立てをした人が、
「不服なら、辞めてくれてもいいんだョ！」
と言われ、上司との関係が悪くなって退職に追いこまれた。
夫は、辞めようか悩んでいる。

そんな時、夫が地方へ転勤になった。

最初は、土曜日夕方と日曜日は帰宅してくれていた。日曜、祭日でも帰ってこなくなった。

転勤先へ行き、様子をみたかった。

交通費も馬鹿にならず……電話で話すと、すぐ切られる。

「来なくていい」

と言うだけで切られる。

「浮気しているのでは?」

と思うようになり、不眠になった。


子供に朝食を作るため、台所に立った。ひどいめまい、吐き気がおそう。子供にパンと牛乳ですませるのがやっとだった。

朝からベッドに横たわった。

歩くのも容易ではない。近くの内科で薬をもらって飲んだ。三日間で少し楽になったが、めまいと頭痛に苦しんだ。

やっぱり心療内科へ行こうと思った。

一カ月後、内科で紹介状をもらい、僕の所へみえた。

彼女の場合、僕の所にみえたもうひとりの患者さんとよく似ている症状だった。

コロナうつ病でお金の切り盛りに追われていた。

夫の浮気で離婚したい、という悩みがあった。

だが、子供の養育にお金がかかる。離婚したくても、できない悩みがあった。

●コロナでお金の苦労が出た。

●夫の浮気で悩むようになった。

●離婚したいが、子供の将来を考えるとできない。

「楽になりたい。死んだら楽になれるのだろうか⁉」と考える日々になっていた。

うつ病が重症化すると、「死んで楽になりたい」と考えるようになる。
夫がいようが！　子供がいようが！
そんなことを考える余裕がなく
いかに楽に死ねるかだけを考えてしまっている。
他人や、身内が話をして説得するが、聞いてくれない。

慰めることで、ますます、うつ病は悪化してしまう。
身内が一時も目が離せない。
そこで、身内の人も退職して彼女の世話をする。

うつ病にかかると、本人も周りの身内の人たちも生活が苦しくなる。世話をしている人の方が、うつ病になってしまうケースも多い。

僕のクリニックでは、彼女の夫と話をした。

してはいけないことを話して、夫の協力を得た。

最初は、夫の態度が頭にきた。

しかし、ここで夫を叱っても、「やぶへび」だと思い、言葉を呑んだ。

「僕がひと言言ってやりたかった」

その思いは、あなたが浮気したから妻が悩んで、うつ病になったんだと言いたかった。

だが、言えなかった。

妻の世話をしてくれる人は、夫しかいない。

そんな状況ではあるが、夫が、嫌々寄りそうことで二カ月が経った。

彼女は、今は通院して、夕食の「おかず」を買って、帰れるようになった。
これからは、子育てを兼ねての話をしていくつもりである。

地方によっては、小、中学生まで医療費は補助されて、ほとんどかからない地域が多い。
また、過疎《かそ》が進んでいる村では、家賃が三〇〇〇円〜八〇〇〇円というところがある。

他の都道府県案内を調べて希望県の移住に夢を託すことで、心に希望の光が射す。
うつ病の完治には、毎日が楽しい、そして、目的があることで治る。
例えば、地方に移住して、季節の野菜をつくる。
●玉ネギ
●長ネギ

青空市場に好きな値段で売る。

地方には、だいたい「青空市場」がある。

玉ネギ一個一〇円～二〇円で売っている。

うつ病患者さんにとって、自分の作ったものが売れるという、その嬉しさで完治に向かう。

それと共に収入源ができると、夫婦喧嘩がなくなる。そんな話を患者さんにしている。

思ってても見なかった、あの生意気な夫が仕事帰りに缶コーヒーと甘いアンパンを持ってきて
先生を、「ちょっといいですか？」と言って、時々顔を見せる。

「僕たち移住するかもしれないので、先生に会えないかも知れない。

だから時々、寄せてもらっていいですか？」

と話してくれるまでになった。

人は生意気であればあるほど
何かのきっかけで、生意気が優しさに変わることがある。
それが人の持つ魅力である。

悪い奴が何かをきっかけにひるがえると、とんでもない才能を光らせることがある。

生きている間は皆、光っている。

どんなに大変であっても、
自分のできることを本気でやって生きて欲しい。
頑張った努力は、時を越えて新しいあなたに変えてくれる。

今こそ「脳の良い使い方」を知っておこう

本が嫌いな方でも、本を読んで欲しい。
スマートフォンを覗き見する姿は、駅で一番多く確認できる。

ホームを歩く時、エスカレーターでもスマートフォンを見ている。
道を歩いていてもスマートフォンを覗いている。
自転車に乗っていてもスマートフォンを覗いている。
ビルの隅でスマートフォンを覗いている。
夜、顔だけが青白い光線に当てられて光っている。
幽霊を見たと思いドッキリ、ビックリした。

多くの人たちがスマートフォンの使用で、脳疲労を起こしている。

それと重なるように、コロナで自由行動の制限がかかっている。

日常のストレスは倍増、そしてテクノストレスが放置しているために、簡単に「心の病であるうつ病又は心身症」を発生させやすくなっている。

その原因は！


スマートフォンを覗き見する。

瞬間的に多くの情報が入ってくる。

脳の一部分だけに負担をかけてしまっている。

その時は、なるほどと分かっているが……次の日に、思い出そうとするが、記憶が定かでない。

スマートフォンの覗き見は、短期記憶の使用であり、知ったつもりが、はっきり覚えられていない。

脳の一部分だけ使っているからである。

しかし、本を読んで調べた内容をノートに書く。

自分にもできるだろうか
想像して考えている。

想像して作業に入る。
脳の多くの部分「前頭葉、側頭葉、脳中枢」が使われている。
そこに、作業して料理を作ると動作が加わることで、「物語エピソード」記憶になる。
それは長期記憶として、一生、脳の保存倉庫にしまうことができる。

例えば、僕の体験の一つに！
パン教室に行った。デイケアーでパン作りをしたかった。
ところが、イースト菌の発酵度が悪く、「カチカチ」のパンになった。人の体温は微妙に違う。生地をこねた時に、発酵度が変わったりする。
パンは素人にはかなり難しい。
僕の失敗作品は、一生記憶から消えない。
だが、本を読んで書いて体験する日常にすると、頭が良くなる。
一回、一回の記憶の積み重ねが毎日残っていけば、一〇年で専門家領域に入ってくる。

脳の使い方を本気で考えてみよう。
本を読むのが下手な人は、写真が多く出ている本から読むのはどうだろう。
本を読んで脳を鍛えることで、広い世界を想像できるようになる。
想像力が豊かな脳は、新しいことを産み出す発想力とつながっている。
こんな発明ができたらいいなあ〜、と想像する脳からは、ドーパミン分泌物質が排出され、「ワクワク、ドキドキ」しているそうなんだ！

うつ病になりにくい体質作りになっているのだ。

恋をして、「ドキドキ、ワクワク」している人が、うつ病になりにくいのと同じ状況である。

一瞬の指先の操作でスマートフォンで検索したものは、すぐ忘れてしまうことが多いと知っておこう。

スマートフォン、ケイタイ、インターネット……等の便利な世界になってから、三〇年が過ぎようとしている。

人のメンタル「精神」が変わった。

●忍耐力「がまんする」ことができにくくなっている。

●すぐ怒る。

●待つことが苦手になっている。
●自分中心に物事ができないと、努力しない。
●得か損しか考えない。

便利な世界は、人の精神力を弱くしている。
そこで、三〇年間で新しいメンタルの病気が発生してきている。
先々メンタルの病気は、どんどん増えていく。

機械の使用時間をできるだけ減らす努力が、コロナうつ病とコロナ心身症を発生させない対策になる。

自分の身は、自分で守る努力をしなければならない。
努力する時間を作らなければ、取り残される時代へ入っていく。

収入になる仕事を、自分なりに工夫しなければ、個々の生活が成り立たなくなる。

経験したこともない大不況になるということを、考えておくべきである。

危険が待ち受ける社会になる

コロナの影響によって、大不況が続くであろう。

治安の良い日本に危険が迫る。

詐欺《さぎ》に注意！

甘い儲《もう》け話にのせられやすくなる。

治安の良い社会で長年暮らしてきた高齢令者の方々は、甘い話に乗せられやすい。

死後のための、タンス預金を根こそぎとられたりする。
コロナで人恋しくなっている時、優しい業者さんに振るまわれたりすると、高額の修理費を要求されても、何も言えなかったりする。詐欺にあってしまうことも考えられる。

これからはもっと高度の手口が待ち受けるであろう。

そして、引ったくりも多くなるだろう。
一人での買物は、昼間にすませよう。
できるだけ大通りに面した歩道を歩こう。
裏道は、助けを呼ぶことが難しいので、大通りを歩こう。

今までは、当たりまえの注意であったが、これから先は、身の安全を自分で確認する自己責任が必要になる。

他人の方も、自分のことで精一杯である。
必ず、助けてくれるとは限らない。

コロナの影響での大不況が終わるまで、個々が注意して暮らすしかない。

スマートフォンを見ながら、歩いていると、引ったくりに遭いやすい。事件に巻きこまれてからでは遅い。
日頃の注意を怠らないようにしよう。

皆様一人一人が気をつけて下されば、詐欺を企てることも少なくなる。

コロナが終息して再び平和に暮らせる日本にするのも、個人の心がけでできると考える。

交通事故とコロナとの危ない関係

仕事に向かう。

金策に銀行へ向かう。

銀行でお願いする話の内容が、絶対に頭から離れない。

コロナの中でなければ、余計なことは考えなくて済んで、交通事故にならなかった。

ハンドルを握って余計なことを考える。絶対に「前方不注意」が起こってしまう。

金策を考える。

困ったなあ〜。いつまでこんな状態だろうか？

人は、同時に三つのことを考えると必ず事故になる。

●スピードが出ていることを忘れる。
●前方の信号が赤色だったのを見落とす。
●金策を考えることで、普段の数倍のストレスが脳にかかる。「ボーッ」とした症状が出てしまう。

ストレスがかかっている脳の中枢神経は、正しく働いてくれない場合がある。勘違いがおこりやすい。

アクセルとブレーキの踏み間違いが起こりやすい。

●帰宅した車を、ガレージに入れようとする。先に降りた子供が、後方にいることに、気がつかないで事故も起こりやすい。

バックで後方の子供が見えない。

親の気持ちに余裕がある時ならば、「車の後ろへ行くな！」と注意をして車から降ろせる。

何がどうであれ、車を運転する時は、何も考えないで運転に集中しよう。

コロナで大変な日々にこれ以上悪いことを増やさないようにする。そのことに注意して幸せに暮らせるようにしよう。

最悪な時も、明日はきっと良いことがあると信じよう

何度も申し上げているが……

「明日の家賃の支払い」を「どうしよう⁇」「どうしよう⁇」と思う。

金策のストレスは、普通のストレスよりも数倍のストレスになってしまう。

日々の暮らしの中で、金策の悩みは、うつ病よりも先に心身症を発生させる。

それはどういうことか？

金策をするにあたり、「どうしよう⁉」「どうしよう⁉」と思う。追いつめられた状態でいる日々で血圧を上昇させてしまう。


自律神経の乱れにより、額《ひたい》や脇の下に汗をかいてしまう。

心身症が発生している。そこに、支払いの期日が迫ってくることで、心拍数が上がり、めまい、耳鳴りを発生させてしまう。

心の病であることを知らない人は、近くの内科のクリニックに駆けこんで、血圧の薬または、安定剤をもらう。

一時的に体は平常に戻ったように見えるが……、二、三日で症状がくり返される。

心の病である心身症の放置となる。

そして、忘れた頃に、心拍数の乱れが強く出る。

胸を締めつけられ、「動悸と首筋がひきつけられる」けいれんが起こる発作が出る。


本人は「死ぬかと思った」と、驚きに襲われる。


首筋がけいれんして、胸が締めつけられる発作が運転中に起きる。

ハンドルを握りしめたまま、「どうしよう、どうしよう」と思う。約三秒～五秒おこる。

これがまた、三秒～五秒だから専門医を受診しない。

一日～昨日の出来事として片づけて忘れてしまい放置してしまう。

多くの人は、その場でけいれんが収まると「気のせいだった」にしてしまうことが多い。
ところが、放置した心身症が体のベースに眠っていると！
次の金策が始まる。
金策の目処が立たない。
そうなると、さらにコロナパニックうつ病又は心身症で発生する。
今度は、誰にも相談なしで、遺書もなしで突然の自殺になることがある。

コロナパニックうつ病は、誰にも何も言わないで、自殺するという特徴があると考えて下さい。

長期に渡る金策に苦しんできていることが原因で、うつ病と心身症を合併させると「パニック状態」になる。

パニックに陥いると、遺書を残す精神的余裕がない。

心の病を放置することが、自殺につながってくる。

しかし、どんな最悪の中にも、光は差しこんでくる。

全て自分の努力次第で変化できる。

それが人がもつ底力の魅力であり、才能である。


自分が目的を持ってやっている時は、未来に向かって希望があり、コロナうつ病にはならない。


僕の願うことは、この秋、冬に増える自殺者を一人でもなくしたい‼

多くの自殺対策はあるが、直接生活と結びつく対策を話している本は少ない。

誰もが、うつ病を理解できる願いを込めて書いた。微力ではあるが、ひとつでも参考になればと思っている。

生まれてきた以上、最悪な時も、ひとつの経験として自分の人生を色どるつもりの豊かな気持ちで過ごしていただきたい。

どんな時でも
夕暮れに染まる真赤な空と白い雲とを見て、
明日はきっと良いことがあると信じて生きて欲しい。

自分が願う毎日の積み重ねで、願いは叶うようになる。

あとがき

コロナウイルスで亡くなられている人も多い中で、地球温暖化により、豪雨で家を流され、寝ている間に、土砂で押し流されて亡くなった人もおられる。

また、突然の竜巻に車や家を空に向かって、突き上げられてしまった人たちもおられる。

威力の強い風で農業ハウスもこなごなになってしまった人たちもおられる。

日本全国で、災害が出ている。

自分の身を守る時代に入っている。

とっさに起こる災害で、どう身を守れば良いのだろう。

避難用リュックサックを普段から用意していても、災害（地震、台風）がとっさに起こると、あわててしまう。大切なものは、持ち出せないことが起こる。

普段から、自分の性格と自分の癖《くせ》を知った上で災害リュックを作ると良い。自分が臆病な性格ならば、「薬、包帯、バンドエイド……」をリュックに忍ばせておく。玄関に置いておく。

慌《あわ》てんぼな性格の人は、電話番号、住所を友達に聞いておく。安否確認がすぐできるようにしておく。

今は、スマートフォン時代であるがゆえに、けっこう恋人や友人の電話番号や住所を紙に書いていない人がいる。

しかし災害の時は、スマートフォンが使用できなくなる可能性がある。

災害が起こっていない時に用意しておくと、それが「お守り」となって災害が起こらないと思う。

コロナや、各地の豪雨、これからは台風で被害が出るかもしれない。

地球温暖化により、何が起こっても不思議ではない。

人は、大きな問題に対しては、集中して対策をするが、他の災害に対しては、無防備である。

自分自身の身を守り、子供たちを守るには、どうすべきか、家族で話し合う機会を増やすことで「いざ」という時に助かる。

何が起こっても、不思議ではなくなっている、地球の一角に住んでいることを忘れてはならない。

今は、コロナ問題に気をとられ過ぎている。

詐欺《さぎ》にかかってしまうことに対して無防備であったりする。

皆様が、平和に暮らせるまで、今しばらく注意して、これ以上の悲しみを作らない努力をしていきたい。

浅川雅晴

「コロナパニックうつ病」に克《か》つ！

著　者　　浅川雅晴
発行者　　真船美保子
発行所　　KK ロングセラーズ
東京都新宿区高田馬場 2-1-2　〒 169-0075
電話（03）3204-5161（代）　振替 00120-7-145737
http://www.kklong.co.jp

印刷・製本　大日本印刷（株）

落丁・乱丁はお取り替えいたします。
※定価と発行日はカバーに表示してあります。

ISBN978-4-8454-5148-7　C0247　Printed In Japan 2021